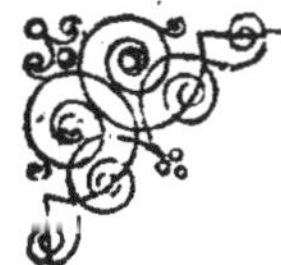

ESSAIS

D'HISTOIRE ET DE CRITIQUE

SCIENTIFIQUES

A PROPOS

DES CONFÉRENCES DE LA FACULTÉ DE MÉDECINE

PAR A. REGNARD

INTERNE DES HÔPITAUX

> J'ai toujours pensé qu'au triomphe de la science et du matérialisme se liaient non-seulement les progrès de la biologie, mais ceux de l'humanité même. Aussi, dans ces essais critiques, ai-je fait tous mes efforts pour ramener à la grande doctrine du progrès social l'histoire de la médecine à travers les âges. (P. VII.)

PARIS

CHEZ TOUS LES LIBRAIRES

Et chez l'AUTEUR, 56, rue des Écoles.

1865

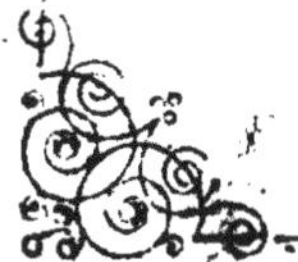

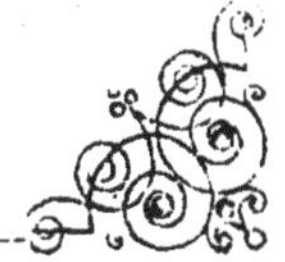

ESSAIS

D'HISTOIRE ET DE CRITIQUE

SCIENTIFIQUES

Paris.— Typ. PILLET fils aîné, rue des Grands-Augustins, 5.

ESSAIS
D'HISTOIRE ET DE CRITIQUE
SCIENTIFIQUES

A PROPOS

DES CONFÉRENCES DE LA FACULTÉ DE MÉDECINE

PAR A. REGNARD

INTERNE DES HÔPITAUX

> J'ai toujours pensé qu'au triomphe de la science et du matérialisme se liaient non-seulement les progrès de la biologie, mais ceux de l'humanité même. Aussi, dans ces essais critiques, ai-je fait tous mes efforts pour ramener à la grande doctrine du progrès social l'histoire de la médecine à travers les âges. (P. VII.)

PARIS

CHEZ TOUS LES LIBRAIRES

Et chez l'AUTEUR, 56, rue des Écoles.

1865

Au mois de mars dernier, M. Verneuil, un des agrégés de l'École de médecine, eut l'idée d'instituer à la Faculté des conférences historiques; ce qui fut fait avec l'agrément indispensable de M. le doyen Tardieu.

Il ne s'agissait évidemment ni d'exhumer les vieux bouquins, ni de restaurer la médecine hippocratique; et si deux ou trois essais de ce genre ont été tentés, la froideur du jeune auditoire a su rappeler à l'ordre les audacieux profanateurs de cette chaire où s'assit Broussais. Ces conférences avaient ce grand avantage de ramener sur le tapis les questions capitales, les questions de doctrine, et de raviver, pour la terminer plus vite, la lutte entre le passé et l'avenir, la routine et la méthode.

J'ai toujours pensé qu'au triomphe de la science du matérialisme, se liaient non-seulement les progrès de la biologie, mais ceux de l'humanité même. Aussi, dans ces essais critiques, ai-je fait tous mes efforts pour ramener à la grande doctrine du progrès social, du socialisme, en un mot, l'histoire de la médecine à travers les âges.

A ce titre, je le déclare, ce livre a une valeur, parce qu'il est partout l'expression d'une idée. Quant aux critiques que je me suis permises contre les hommes et les choses, je les maintiens sans rétractations ni excuses. Le public jugera : j'entends les hommes de cœur et de conviction ; quant aux niais et aux satisfaits, je ne cherche pas leurs suffrages.

La plupart de ces articles ont paru dans la *France médicale*. Je tiens à honneur de remercier ici son rédacteur en chef, M. le docteur Henri Favre, qui m'a si libéralement ouvert, et sans aucun contrôle, les colonnes de son journal.

Paris, 10 août 1865.

N. B. Par le fait d'influences inqualifiables, et en dehors de toute question pécuniaire, aucun éditeur de la librairie médicale n'a voulu se charger de cette publication.

INTRODUCTION

A L'ÉTUDE

DE L'HISTOIRE DE LA MÉDECINE

C'est une des gloires de l'École positiviste d'avoir montré, par une admirable synthèse de toutes nos connaissances, qu'il n'y a véritablement qu'une seule et grande science. celle de l'humanité, qui comprend tout et résume tout. « Au vrai point de vue, dit M. Littré (*National*, 4 décembre 1844), philosophie et science de l'humanité c'est tout un, et il n'est aucune séparation à établir entre le savant et le philosophe. »

Voilà une de ces vérités primordiales qu'il faudrait faire éclater aux yeux de la jeunesse laborieuse : seul moyen de la prémunir contre un *gandinisme* intellectuel qui ne tarderait pas à la ravaler au niveau des illustres héros du boulevard de Gand. Il faut lui dire et lui répéter que, malgré la dureté des temps, il y a moyen de contribuer à l'amélioration de l'état social en faisant de la science, j'entends de la science positive et matérialiste. Ces épithètes font d'ailleurs double emploi, et ne servent qu'à mieux marquer ma pensée : hors du matérialisme, il n'y a que fausse science et faux savants.

Par malheur, ces derniers exercent une influence d'autant plus désastreuse qu'ils ont pactisé de tout temps avec le théologisme et l'autorité : niais mystiques ou tartufes éhontés qu'il faut démasquer pour les confondre. La médecine en est encombrée : ma juridiction se borne là, mais le terrain est vaste.

L'histoire de la science est sous ce rapport pleine d'enseignements merveilleux, et j'ai tâché, dans ces études critiques, d'insister sur les points propres à mettre ces vérités en lumière. Un coup d'œil général sur le développement historique de la biologie fera mieux saisir la nature des idées qui m'ont servi de critérium et de guide.

I

Dès la plus haute antiquité, médecine et philosophie vont de pair, et c'est même à celle-ci que la première doit, à proprement parler, son origine. Laissons de côté cette coutume antique consistant à exposer les malades dans les rues pour y récolter les avis des passants ; laissons aussi les asclépiades et l'histoire des guérisons obtenues dans les temples d'Esculape. Comme je l'ai dit (p. 43), il n'y avait là qu'une suite de tours de passe-passe et de fourberies pour le plus grand profit des prêtres de l'endroit. Et les choses auraient pu marcher ainsi jusqu'à nous sans que cette *clinique* réalisât aucun progrès.

Heureusement des hommes illustres apparaissent, qui, réunissant en corps de doctrines les faits connus, posent les premiers fondements de la science. Dès cette époque reculée, nous retrouvons l'antagonisme qui va se perpétuer jusqu'à nous à travers les âges, entre la science et la fantaisie, le positivisme et le mysticisme, la raison et la foi, le matérialisme et le spiritualisme.

Thalès (600 ans avant J.-C.) est le premier des matérialistes. Il attribue à l'élément *eau* la génération de tous les êtres. Après lui, Pythagore commence à divaguer avec ses *nombres*, qui sont, suivant lui, le *principe* des choses, et qui existent de toute éternité dans le sein de *Dieu*. On sait quel rôle ont joué les nombres dans la médecine d'Hippocrate et jusqu'à notre temps, et cela parce qu'il a plu au premier des spiritualistes d'émettre cette idée aussi bizarre qu'incompréhensible. C'est aussi le premier exemple de la formation des entités, c'est-à-dire des abstractions réalisées.

Mais le plus illustre de ces philosophes, et qu'il faut absolument citer, c'est Démocrite, d'Abdère. C'est lui qui expliqua la formation du monde par les atômes crochus existant de toute éternité, système au moins facile à saisir et ayant surtout le mérite de se conformer à l'axiome : *ex nihilo nihil*, rien ne vient du néant (1).

(1) Voyez le livre de M. A. Leblais, *Matérialisme et spiritualisme*.

Sous l'influence de ces hommes, les prétendus descendants d'Esculape (asclépiades) commencèrent à mêler au charlatanisme antérieur les données de la science du temps : plusieurs, dans le cours du IVe siècle avant J.-C., résumèrent ces premiers progrès dans de nombreux écrits qui nous sont parvenus ; c'est la collection hippocratique. L'un d'entre eux, plus célèbre et probablement disciple et contemporain de Démocrite, est l'Hippocrate traditionnel, *divinus noster senex*, selon l'expression usitée dans l'École. Tout ce que je puis dire ici, c'est que la collection hippocratique est le résumé, la synthèse de toutes les connaissances antérieurement acquises en médecine. Aussi est-ce un véritable recueil monumental, et qui ne nous a d'ailleurs été complétement révélé que par l'admirable traduction de M. Littré.

L'observation, l'expérience, le raisonnement, n'en sont point bannies ; seulement tout cela est à la hauteur des connaissances du temps, et nous sommes en l'an 400 avant Jésus-Christ.

Cette dernière phrase paraîtrait au moins naïve, si je ne m'empressais d'apprendre à bon nombre de mes lecteurs que certains hommes actuellement n'aspirent qu'à nous ramener à cet âge d'or, prônant avec force réclames et injures contre les dissidents, ce qu'ils appellent la restauration de la *médecine hippocratique*. Point n'est besoin d'ajouter que c'est dans le camp des vitalistes et autres théologiens qu'on le rencontre. Une revue (1) est employée à Paris à la propagation de l'œuvre, qui se rapproche par certains côtés de celle du *rachat des petits Chinois*. L'un de ces *pères* vient de consacrer tout un volume à réfuter la traduction de M. Littré, qui ne lui paraît pas conforme à la tradition !

Pour eux, M. Victor Cousin est un des plus grands philosophes du temps ! On le conçoit quand on lit dans leurs écrits des phrases comme celle-ci : « *Nous existons par la force même du principe de vie qui anime notre organisme.* » Et puis, à quoi bon chercher et travailler ? Que faire des éthers, des ferments, des archées, etc. ? Contentons-nous de dire avec humilité : « Tout est dans tout, tout

(1) La *Revue médicale.*

est dans la vie, et toute la vie est en Dieu (1)! »

Je n'en aurais rien dit si de pareils hommes n'étaient animés de cette rage de dévots qui se traduit à chaque instant par des injures adressées à leurs adversaires. Qu'ils gardent ces procédés; mais ne nous laissons pas manger la laine sur le dos : il y va de l'intérêt même de la vérité, car à force d'insolence ils finissent par en imposer au public.

Après Hippocrate vinrent les *dogmatiques* et les *empiriques*. Les premiers, procédant plus directement du médecin de Cos, veulent joindre le raisonnement à l'expérience, ne croyant pas possible d'isoler la connaissance de la maladie de celle du malade et de la structure des organes. Les empiriques, avec Sérapion et Phillinus, proclament que ce soin est superflu ; qu'il ne s'agit pas tant de connaître la cause cachée que de guérir la maladie, et que la dissection des cadavres est chose aussi dégoûtante qu'inutile ! D'ailleurs, ni matérialistes, ni spiritualistes, ils se tiennent en dehors de toutes questions générales qu'ils font profession de ne point connaître.

(1) Auber, *Philosophie de la médecine.*

Cette race s'est perpétuée jusqu'à nous. Les modernes empiriques, aimant à vanter à tout propos leur habileté au lit du malade, forment une coterie de gens aussi prétentieux qu'ignorants, affichant le plus grand dédain pour les secours fournis à la médecine par les sciences physiques et naturelles, et dont le but avoué ou caché est d'arriver, en travaillant le moins possible, à la clientèle et aux places officielles. J'ai dit qu'ils n'ont point d'opinion ; pourtant si on les pousse ils tiennent pour le vitalisme. Car aujourd'hui, avec un peu de tenacité dans les idées et de souplesse dans les reins, un spiritualiste empirique peut prétendre à tout.

Un homme dont il faut absolument signaler ici la funeste influence, qui commence à se faire sentir dans la médecine, entre Galien et Hippocrate, c'est le *divin* Platon. Divin quant aux services éminents qu'il a rendus à la divinité, si tant est qu'il ne l'ait point inventée ! Ce qu'il y a de certain, c'est que le premier il a imaginé la notion de l'âme telle qu'elle existe encore dans les religions modernes, *naturelles* ou autres ; le premier il a fait de l'*anima*, du *pneuma*, du *souffle*, quelque chose d'immatériel et existant par soi-même. Les idées ne sont plus de simples abstractions, des conceptions de l'esprit, mais des *êtres* immatériels, éternels, existant, etc.

C'est là que se retrouve l'origine de cette conception de la maladie, comme existant par elle-même et en dehors de l'organisme, constituant en un mot une entité : ainsi on a de nos jours encore l'arthritisme, l'herpétisme, et tant d'autres venus, on ne sait d'où, former de on ne sait quoi, qui vous travaillent un homme sa vie durant, de la naissance à la mort. Et la galerie niaise ou ignorante d'applaudir et d'admirer la haute philosophie de ces messieurs ! Songes creux ridicules, théosophes et mystiques modernes, dont le moindre défaut est de n'apprendre rien en paraissant tout expliquer, et qui ne se gênent pas pour accabler d'injures leurs adversaires : c'est leur plus fort argument.

Mais en regard de Platon, ce rêveur ignorant et futile, l'histoire sérieuse réserve les palmes les plus méritées au philosophe qui, usant sa vie dans un travail assidu, laissa sur toutes les branches des connaissances humaines un trésor incalculable de faits et de matériaux. Aristote, le véritable Aristote, non celui des commentateurs et autres Thomas d'Aquin du moyen-âge, est un des hommes qui honorent le plus l'humanité.

Ses travaux sur l'anatomie et la zoologie firent faire à ces sciences un pas immense. Embrassant toute chose dans une sorte d'innition merveilleuse pour le temps, et que nous ne retrouvons plus que chez Auguste Comte, il se montre bien supérieur à Platon.

Sa philosophie ressemble un peu à celle de Voltaire. Il admet bien un Dieu, qu'il laisse d'ailleurs volontiers de côté, mais il ne croit pas à l'immortalité de l'âme. De plus, ses entités sont pour ainsi dire des propriétés du corps et non des forces incompréhensibles existant en dehors des objets et même avant eux, ainsi qu'on le voit dans le système du fantaisiste Platon. La scolastique du XIIe siècle rendit complétement méconnaissable cette grande figure de l'antiquité.

Après Aristote, et en tous points comparables quant à l'érudition, à l'étendue des connaissances et au génie dont il a fait preuve.

il faut citer Galien. Il eut ce malheur, comme Aristote, d'être défiguré par les commentateurs du moyen âge et même des temps modernes; comme lui, il parut si grand à ces intelligences obscurcies par le christianisme qu'il devint une autorité indiscutable, si bien que lorsque vint l'heure de l'émancipation, il fallut aussi brûler ses œuvres. Il avait régné quinze cents ans !

Non-seulement Galien résume ses prédécesseurs, mais il imprime à l'anatomie, à la physiologie, un ébranlement considérable. Je ne puis entrer dans les détails; qu'il me suffise de dire qu'à lui remontent ces théories physiologiques sur le mouvement du sang, les esprits animaux, etc., qui régnaient encore, en plein XVIIe siècle, à la Faculté de Paris. D'ailleurs homme remarquable à tous égards, travailleur, peu porté aux rêveries et par conséquent penchant vers le matérialisme, il marque dans la biologie une époque glorieuse et met la science en bonne voie. Si les siècles qui suivirent eussent pu profiter de ces travaux nulle doute que le progrès n'eût été rapide : « Mais il était écrit, dit Sprengel, que l'esprit et la raison devaient ployer sous le joug de la superstition et de la barbarie, et ne sortir qu'après des siècles de leur sommeil léthargique. »

II

En effet, voici venir la nuit profonde. Les Barbares, et plus funeste mille fois, le monothéisme juif, envahissent le monde. J'ai la plus grande reconnaissance pour les services rendus par l'école positiviste, et sauf un matérialisme plus net, c'est à elle que j'aimerais me rattacher. Mais je ne puis admettre la façon dont A. Comte envisage la philosophie de l'histoire, ni croire que la religion de Constantin soit un progrès sur celle de Cicéron.

Certes, l'humanité tend toujours en avant ; mais souvent elle s'arrête, quelquefois même elle recule, et cette fois elle recula presque jusqu'au tombeau. En ce sens, le fondateur du christianisme était logique en fixant à l'an mil la fin du monde : si son système eût duré un peu plus, c'en était fait des populations occidentales. Non ! je ne mettrai jamais sur la même ligne un Napoléon et un Julien l'Apostat. Si ce dernier eût vaincu, peut-être les conquêtes du XIXe siècle eussent-elles été avancées de cinq ou six cents ans !

Voyez pour la médecine : De Galien, il nous fait sauter à Paracelse, de l'an 130 à 1500 ! Heureux encore le monde d'avoir trouvé dans les Arabes une race intelligente et laborieuse qui, dans l'intervalle, sut mettre à profit les travaux des anciens et les sauva de l'oubli. L'Europe occidentale est en proie au cauchemar : son dieu, ses diables, ses prêtres, tous ces fantômes lugubres la tiennent dans le désespoir et la misère. Lettres, sciences, arts, tout est anéanti : c'est le triomphe des papes et l'âge d'or de l'Église !

Cependant les ténèbres s'éclairent. Aristote a pénétré chez les Arabes : commenté par Avicenne et Averhoës, il arrive en Europe, et, d'abord combattu, excommunié, mis à l'index, il finit par triompher. Il apparaît alors comme une source d'eau vive dans un désert aride. Tous ces hommes, tous ces déshérités qui ne connaissent que l'Évangile et à qui on a interdit de penser, se précipitent et dévorent le livre. Et alors, commentaires et syllogismes de marcher. Rien d'original :

c'est la scolastique, une gymnastique de la pensée, si l'on veut, rien de plus.

Hippocrate, Galien retrouvés, on les commente à leur tour, et pendant trois siècles, de 1200 à 1500, les échos de la rue du Fouarre ne retentissent que de ces deux noms entrechoqués avec celui du philosophe de Stagyre.

Enfin le jour se fait : Luther paraît. Et comme pour mieux marquer l'association des progrès de la médecine avec ceux de l'humanité, à la même époque, presqu'en même temps s'élève Paracelse. Tandis que le dogme religieux commence à crouler, le dogme scientifique est sapé dans ses fondements; tandis que Luther brûle, à Wittemberg, la bulle de Léon X, Paracelse fait apporter, dans la grande salle de l'Université de Bâle, les œuvres de Galien et d'Avicenne, ces papes de la science, et de sa main y met le feu. Flammes subtiles, premières lueurs d'émancipation et de liberté, et que ne purent éclipser les feux sinistres qui consumèrent bientôt tant de victimes liées au poteau des Servet et des Giordano Bruno!

Restituons à cette grande figure de Paracelse, une des plus grandes de la médecine, la part de gloire qui lui revient.

Qu'importe son mysticisme! D'ailleurs, sous ce rapport même, il est en progrès, et au milieu de ce catholicisme effréné, il est panthéiste ; c'est déjà mieux. Mais surtout il hait la routine et la tradition : il ne veut d'autre autorité que l'expérience, et, le premier après quinze siècles, il ose, aux quatre éléments d'Empédocle substituer les principes chimiques. Il n'en admettait que trois; peu importe, la voie est ouverte et Lavoisier est au bout!

Cette fois l'élan est donné. La pensée affranchie, l'humanité marche à pas de géants, comme pour rattraper le temps perdu.

A peine un siècle est écoulé et déjà Bacon, reprenant l'idée de Paracelse avec une vigueur inconnue jusque-là, porte à la scolastique et aux dialecticiens le plus rude coup. L'expérience a désormais vaincu ; la métaphysique commence à perdre son prestige. Harvey, par sa grande découverte, Descartes, par le côté matérialiste de sa théorie, achèvent l'œuvre. Les Sylvius, les Boërhaave, les F. Hoffmann commencent à laisser les entités et les abstractions ridicules, pour étudier enfin la *matière* des organes et ses modifications.

Il n'y a plus que la Faculté de Paris, l'école des Riolan et des Guy Patin, qui, placée au centre du mouvement, persiste à rester immobile et démolit Harvey à grands coups de syllogismes. Aussi le grand homme du temps n'a garde de s'y méprendre : il couvre d'un ridicule éternel tous ces Diafoirus. Qu'un Molière rendrait encore aujourd'hui grand service à la science, en accélérant la dissolution de ce corps médical, dont le monopole n'a pas plus de raison d'être que celui des Petites-Voitures!

Mais tandis que les Sylvius et les Boerhaave marchent dans la voie féconde de l'expérience et font, en un mot, de la science positive autant que le comporte l'époque, le spiritualisme, un moment réduit au silence, relève enfin la tête et réapparaît en médecine sous l'enveloppe d'un piétiste prussien. Stahl entreprend la réhabilitation de l'âme et l'installe en majordome dans la machine humaine : aux études sérieuses il substitue les divagations des psychologues. « Son système, dit un de ses admirateurs, médecin de Montpellier comme de juste, doit à jamais laver les médecins des imputations de matérialisme dont l'ignorance maligne de leurs ennemis les a quelquefois chargés, ou auxquelles la légèreté imprudente de quelques-uns d'entre eux peut avoir donné lieu. » Infortuné Roussel, qui ne prévoyait pas que le temps viendrait où le ridicule et la honte seraient pour les adversaires du matérialisme!

Que dire de Stahl, sinon qu'il a été l'origine de cette école de Montpellier qui n'est plus maintenant qu'un souvenir après avoir, pendant près d'un siècle, donné au monde le spectacle ridicule de disputes scolastiques dignes du moyen âge? Aussi ses œuvres, peu goûtées des savants, font-elles encore actuellement les délices des aimables philosophes de Sorbonne, qui daignent même les commenter de leur mieux, comme aux beaux jours de Thomas d'Aquin et de la Somme. Il serait tout à fait à propos de faire de ce vénérable bâtiment une annexe du musée de Cluny : on trouverait là, toute installée, une remarquable collection d'antiquités gothiques.

Cependant s'accomplissait dans les idées cet immense mouvement philosophique et scientifique dont Voltaire, Diderot et d'Alembert étaient les plus ardents et les plus infatigables propagateurs. Et tandis que le monde se renouvelait, la médecine, par un étrange contraste, suivait attentivement les élucubrations d'un Bordeu et d'un Barthez, que je cite au même titre que Stahl : de même qu'en d'autres études, et malgré la répugnance, on est forcé de citer un Bonald et un de Maistre.

Heureusement Lavoisier parut, et tandis que les médecins discouraient sur le principe vital, il replaçait la biologie sur la voie de l'expérience en découvrant les sources toutes chimiques et matérielles de la chaleur animale. La grande révolution marqua donc un progrès pour la science comme pour tout le reste : les Condorcet, les Volney, et par-dessus tout l'immortel auteur des *Rapports du physique et du moral*, allaient reprendre la tradition positive.

Un mot sur ce dernier, dont la coterie psycologue et religieuse a essayé de ternir non-seulement la gloire, mais jusqu'à la réputation personnelle ; fidèle en cela au précepte de Basile, toujours en grand honneur parmi ces hommes. C'est que Cabanis faisait revivre, en la corroborant de ses connaissances en biologie, la philosophie révolutionnaire, que nous avons suivie jusqu'ici dans son développement à travers les âges : le matérialisme. Développant ses devanciers, il confirmait l'absurdité de la doctrine des idées innées, et à celles venues par les sens externes il joignait toute la série des impressions qui nous viennent du sens interne, des viscères.

Enfin, il dit cette audacieuse parole : « *Le cerveau fait organiquement la secrétion de la pensée.* » On la lui a reprochée, même ses admirateurs, et on a eu tort; la forme est mauvaise, mais l'idée est bonne, et Cabanis la jette dans cette phrase éclatante pour frapper davantage. Ce qu'il entend et ce qu'il faut entendre, c'est que le cerveau est l'organe de la pensée ; je dis l'organe et non l'intermédiaire ; par lui seul et par le seul fait de son organisation moléculaire, l'homme pense. En un mot, *la pensée est une fonction de la substance cérébrale.*

III

Donc on allait étudier la matière et chercher la maladie dans les organes et non dans des entités chimériques décorées du nom de forces et de principes, quand vint la réaction de l'Empire et de la Restauration. Deux hommes, Royer-Collard et M. Victor Cousin, apportèrent avec empressement leur concours. Rien n'est plus propre à prouver au lecteur la liaison indissoluble entre la philosophie, la science et la politique. Napoléon avait restauré le culte et la religion aux dépens de la raison ; ces messieurs se chargèrent de compléter l'œuvre en restaurant le spiritualisme aux dépens du matérialisme. Ils furent les doctrinaires de la science comme de la politique.

Affectant de se séparer des jésuites, ils prirent des allures libérales, et tout en esquissant délicatement la théorie des deux morales, firent sonner haut les mots de patrie, de justice, de *souverain bien* ; sans voir le fonds du sac, la jeunesse faillit s'y laisser prendre. Les libéraux donnèrent dans le panneau ; c'est encore un peu comme cela aujourd'hui, où ces messieurs de *l'Union libérale* n'ont pas encore compris l'alliance indispensable de la science et de la démocratie.

Tout allait bien ; la Sorbonne regorgeait d'auditeurs, et les *éclectiques* croyaient avoir enterré pour jamais l'éternel ennemi des religions et du despotisme.

Ils avaient compté sans Broussais. Cet homme, un des plus grands dont s'honore la médecine, comprit la situation ; déjà dans ses cours il avait prêté au système de Gall, c'est-à-dire à l'idée des localisations cérébrales, l'appui de sa parole ardente ; il continue l'œuvre commencée et bientôt publie l'un des plus grands ouvrages philosophiques du siècle, le traité de *l'Irritation et de la Folie*. Les éclectiques et platoniciens modernes étaient traités comme ils le méritaient, c'est-à-dire en mystiques et en charlatans ; la science était remise dans sa voie. Broussais disait : *Il faut étudier la matière des organes*.

De ce jour, l'animisme et le vitalisme étaient à jamais vaincus. Peu importe que le réformateur, se trompant dans l'application, ait dévié lui-même de la voie qu'il traçait ;

l'école organicienne et matérialiste découle de lui, qu'elle le reconnaisse ou non.

Dirai-je les immenses progrès qui furent en peu de temps réalisés par cette phalange de travailleurs? Les maladies du cerveau, étudiées pour la première fois d'une manière nette par M. Rostan? L'auscultation trouvée par Laënnec, la percussion médiate par M. Piorry? Les maladies du cœur presque créées par M. Bouillaud? Les belles recherches de M. Andral sur les altérations du sang? Le grand fait de l'infection par le pus de liquide nourricier trouvé par M. Velpeau? Qu'on ne l'oublie pas : c'est de 1820 à 1840, dans une période de vingt ans, que surgissaient tout ces travaux.

A peine sortie de terre, l'école de Paris. comme un arbre vigoureux, couvrait de ses rameaux luxuriants le champ de la science, et les fruits déjà mûrs tombaient de toute part, au grand profit de cette grande classe de misérables : les malades.

Montrez-moi les découvertes des vitalistes. Mettez en regard les œuvres des hommes de Montpellier, de Bordeu. de Barthez, et de tous les stahliens passés et présents : comparez et jugez !

Toute cette génération médicale avait été imprégnée de l'enseignement de Broussais ; un grand nombre, d'ailleurs, élevés sous l'influence de la suppression de l'église, avaient échappé à ce sentimentalisme qu'on dit inné et qui n'est que le résultat d'une éducation religieuse, dont le cerveau garde machinalement l'empreinte.

Quelques années se passèrent ; la philosophie des manuels du baccalauréat, que je ne crains pas de qualifier d'idiote, fut dans toutes les têtes.

Du reste, n'attaquons pas les auteurs de ces petits livres, c'était la reproduction exacte et orthodoxe de l'enseignement requis par l'Université, sous l'influence des Cousin et autres doctrinaires et éclectiques. Vint 1848, et presque aussitôt la réaction.

Le spiritualisme, dès lors, régna en maître. Fusionné avec la religion, il tint le haut du pavé et l'autorité reposa sur ces solides colonnes. Tout homme d'ordre, rentrant dans la logique des choses, fréquenta assidument les églises, ou tout au moins fit profession de croire à l'immortalité de l'âme : le titre de matérialiste sonna aussi mal que celui de révolutionnaire; la nature de cet écrit ne me permet pas d'en dire davantage.

Quel fut le résultat? En 1860, une discussion eut lieu à l'Académie de médecine sur le perchlorure de fer et son action thérapeutique. Les questions de doctrine furent mises sur le tapis. Chose honteuse à dire! cela tourna au concile; chacun tint à honneur de se poser en orthodoxe, et peu s'en fallut que, nouveaux Jean Huss, MM. Poggiale et Bouillaud ne fussent dévolus au bras séculier par ces pères d'une nouvelle espèce. C'est là qu'un professeur de Paris (1) trouva le moyen de se déclarer *animo-organico-vitaliste*. Galimatias triple dont on ne peut rien dire de plus, sinon qu'il est l'expression fidèle des opinions de l'auteur!

Les badauds de la galerie ne manquèrent pas de s'exclamer, disant qu'on n'avait que faire de ces questions, qui n'ont point de rapport avec la médecine: niaiserie qui vient toujours des sceptiques ou plus souvent de ceux qui, prétendant n'avoir pas d'opinions, sont au fond pour les vieilles doctrines. D'autres pro-

(1) M. Trousseau.

fitèrent de l'occasion pour se faire çà et là dans les journaux des réclames académiques, protestant de leur foi profonde et accablant de tout leur mépris ceux qu'ils appelaient alors les matérialistes honteux. D'ailleurs, à l'occasion, tous ces gens-là disaient pis que pendre de l'homœpathie qui n'est en somme que la logique du vitalisme.

Du reste, la science médicale était à la hauteur, un médecin d'hôpital publiait à propos de maladies de la peau des théories à faire frémir un homme de bon sens : *l'athritisme*, *l'herpétisme*, et autres venaient s'aligner comme des personnes naturelles, et peu s'en fallait qu'on ne leur attribuât un corps en chair et en os, comme autrefois les *réalistes* aux trois personnes de la Trinité. Et chacun de s'écrier : quelle philosophie, quelle profondeur et quelle grandeur de vues !

C'est ainsi que la jeune école de Paris, si vite glorieuse, périssait étouffée au milieu des arguties des rêveurs et des faux savants. Elle subissait d'ailleurs la loi commune.

IV

Mais un homme avait paru auquel je veux rendre hommage, et dont le moindre mérite fut d'oser réagir au milieu de l'enthousiasme absurde et irréfléchi provoqué par l'éclectisme. Certes, il n'a rien inventé, et ce n'est ni un révélateur, ni un prophète, mais il est le continuateur des Aristote, des Bacon, des Cabanis et des Broussais. Auguste Comte eut cette gloire d'oser bannir à jamais de la science les rêveries sur l'immatériel, le surnaturel et l'absolu, et de concentrer sur l'homme seul et sur les milieux qui l'entourent les forces et l'attention des travailleurs.

De ce jour, la divinité, définitivement détrônée, dut faire place à l'humanité.

La gloire des saints Labre était finie, celle des Proudhon commençait.

Puis le fondateur du positivisme eut cet immense mérite de coordonner dans une admirable synthèse tout le savoir humain, montrant qu'en définitive il n'y a qu'une science, la science de l'univers. Ainsi, la biologie, et par conséquent la médecine, une de ses branches, confinent à tout le reste.

Vers la même époque, l'Allemagne échappait enfin au joug des rêveurs et au transcendentalisme. L'étoile de Kant et de Hegel pâlissait, tandis que se levaient de toutes parts les travailleurs vaillants. Vogt, Moleschott, puis plus tard Büchner, Feuerbach, et par-dessus tous, l'illustre Virchow, refaisaient et vulgarisaient la science, en illuminant la nuageuse Allemagne, étonnée d'y voir clair.

En France, Auguste Comte était mort presque obscur, dépouillé de ses places par la réaction et calomnié par la secte des psychologues et des prêtres. Cependant la science avait progressé. Tenant de plus ou moins près à ses doctrines, des travailleurs, MM. Littré et Robin, puis M. Verneuil, Broca, Gubler, Vulpian, Charcot et quelques autres marchaient dans la voie tracée; la physiologie réalisait entre les mains de M. Claude Bernard des progrès immenses.

La physique et la chimie, premières bases indispensables de la physiologie, et par conséquent de la médecine, prenaient, entre les mains de MM. Gavarret, Wurtz et Berthelot, des développements inattendus.

Il faudrait un volume pour exposer convenablement les travaux et les découvertes réalisés par ces hommes, relevant tous en somme de la méthode positive, c'est-à-dire de la méthode *à posteriori*. Rappellerai-je la physiologie du cœur, définitivement connue, les nerfs vaso-moteurs découverts, la glycogénie trouvée, l'albuminurie presque élucidée?

Parlerai-je du microscope, ce merveilleux instrument en train de révolutionner l'anatomie pathologique et la clinique?

Toute une puissante coterie le poursuit encore de ses sarcasmes, et cependant je n'ai que faire de citer des noms pour montrer que ceux-là seuls le repoussent qui, par paresse ou esprit de routine, trouvent que tout est pour le mieux dans le meilleur des mondes. Pour ces savants d'occasion, il est dur de se remettre au travail, dont ils n'ont d'ailleurs jamais abusé. Puis, qu'avait-on besoin de troubler leur repos? On avait le squirrhe, la tumeur maligne, puis la bénigne. Que faut-il de plus? Certes, Gui de Chauliac dit: « Le squirrhe est un amas d'humeur noire. » (Atrabile). Boyer n'en sait guère plus long. Cela suffisait, et on n'avait que faire de toutes ces cellules. En quoi cela importe-t-il au praticien?

Il y a bien longtemps que Stahl avait dit : « A quoi sert de connaître la structure des muscles? » On ne discute plus avec ces gens-là.

Qu'il me suffise de rappeler enfin l'immense progrès réalisé en biologie par la découverte du principe de l'équivalence et de la transformation des forces. On se rappelle cette capitale objection faite au matérialisme par Voltaire, qui ne demandait pas mieux que d'être convaincu :

« Les matérialistes, dit-il (1), doivent soutenir que le mouvement est essentiel à la matière. *Ils sont par là réduits à dire que le mouvement n'a jamais pu ni ne pourra augmenter ni diminuer;* ils seront forcés d'avouer que cent mille hommes qui marchent à la fois et cent coups de canon que l'on tire, ne produisent aucun mouvement nouveau dans la nature. » — Ils peuvent l'avancer : le fait est démontré.

(1) *Traité de Métaphysique*, ch. II

Ainsi, désormais, tout homme qui veut faire de la science doit suivre la méthode expérimentale et repousser avant tout comme inutile et oiseuse cette recherche des causes premières après laquelle se sont égarés tant d'esprits, que je ne qualifierai pas de grands, car ils étaient essentiellement faux. Tout le monde, et les médecins surtout, doit comprendre qu'à l'idée de *cause*, qui est une abstraction vide, il faut substituer l'idée de *rapport*. Ce n'est pas le *cur*; c'est le *quomodo* qu'il faut chercher. Il y a des phénomènes : on en étudie les lois, et, ces lois connues, la science est faite. Le grand Newton, qu'on invoque souvent, mais fort mal à propos, n'a jamais prétendu avoir trouvé la *cause* du mouvement des astres; il n'a jamais, quoi qu'on dise, supposé une force éparse dans la nature, séparée de la matière et agissant sur elle. Non, il dit tout simplement : « J'ai indiqué les *lois* qui régissent les mouvements des corps célestes, et c'est assez; je ne fais point d'hypothèses : *Hypotheses non fingo.* Car ce qui ne se déduit point des phénomènes est une hypothèse, et les hypothèses n'ont point lieu dans la philosophie expérimentale. »

Buffon dit après lui : « Ce qui est absolument incomparable est absolument incompréhensible. Nous ne pouvons connaître que des rapports. » J'ajoute : au delà, il n'y a rien que chimères et rêveries.

Seulement, le malheur est que tous ces fauteurs d'anthropomorphisme, d'entités et de vices rhumatismaux et autres, tiennent actuellement le haut du pavé et éblouissent le lecteur naïf avec de gros livres où les fantaisies seules de leur imagination passent pour des chefs-d'œuvre de philosophie. Avec cela ils ont un système de propagande dès longtemps signalée par Broussais, mais qui réussit toujours : « Quelques mots sacramentels ont été inventés par eux et font déjà fortune (1) ; les principaux sont *étroit* et *large*, *bas* et *élevé*, *grand* et *petit* habilement disposés. Tout ce qui tient à la philosophie du XVIIIe siècle est étroit, bas et petit : tout ce qui découle du platonisme est large, élevé et grand. »

Le procédé s'est continué jusqu'à nos jours. Les plus habiles, tout en faisant de la science positive, ont bien soin de se couvrir du man-

(1) Broussais, préface de *l'Initiation et de la Folie.*

teau du vitalisme : car dans ces régions voisines de la religion et de l'autorité, les voies sont faciles. Si, comme le dit Pétrone, la crainte fit les premiers dieux, l'amour des places et des titres académiques fait aujourd'hui les spitualistes.

Mais on ne s'y laissera plus prendre. Il suffit d'attacher le grelot et de montrer d'un côté les disciples de Locke, de Voltaire, d'A. Comte et de Broussais ; de l'autre, ceux de Platon et de Jésus, pour que la jeunesse, un moment surprise, revienne de son erreur et abandonne à leur malheureux sort ces vaniteux impuissants. Broussais, pour les chasser, dut employer le fouet ; aujourd'hui, un coup de balai suffit à nettoyer la place !

Nous, cependant, continuons l'œuvre ; que la révolution scientifique s'accomplisse. Vous tous, étudiants, vous y pouvez prendre part ; car là aussi, plus qu'on ne pense, l'insurrection contre l'obscurantisme est non-seulement un droit, mais un devoir. Serrez-vous donc autour des hommes de progrès et gardez-vous de ceux que j'ai appelés ailleurs les Escobar de la médecine. Le mot est bon : puisse-t-il se répandre !

Voyez d'ailleurs le chemin accompli. Il y a trois ans à peine un de nous (1) allait en prison comme suspect et entaché d'athéisme : hier, un autre affirmait dans sa thèse inaugurale les principes du matérialisme (2).

A l'œuvre donc! Souvenez-vous de Broussais et de ses funérailles, où nos prédécesseurs, en s'attelant au char funèbre, rendaient ainsi à la science révolutionnaire et à son illustre représentant un suprême honneur!

Souvenez-vous que tout se lie, et que celui-là n'est ni pour le progrès, ni pour la démocratie, qui tient encore pour les superstitions anciennes! Deux étendards guident deux troupes bien distinctes : sur l'un, que suit une bande cacochyme et décrépite, on lit : *spiritualisme*, *vitalisme* et *réaction* ; l'autre, le drapeau de la démocratie, porte, inscrit dans ses plis la devise des temps modernes : *le progrès par la science!*

Nous vaincrons par ce signe!

(1) M. Taule.

(2) Voyez *de la Genèse des éléments anatomiques*, par G. Clemenceau, 1865.

HISTOIRE

ET CRITIQUE MÉDICALES

I

STAHL. — M. Lasègue.

1660-1734.

L'éloquence de M. Lasègue. — De l'absence de convictions et du scepticisme. — M. Trousseau. — L'école de Halle. — Stahl, piétiste et bigot, soutenu par la coterie religieuse. — L'animisme. — Exposition de la doctrine. La science, l'humanité, le matérialisme.

« Il n'y a de gens qui critiquent vigoureusement que ceux qui croient, » dit très-bien M. Lasègue ; aussi me permettra-t-il de mêler quelques sons discordants aux applaudissements qui, l'autre soir, ne lui ont pas été ménagés. Peu d'hommes, autant que lui, malgré un geste et un débit monotone, possèdent à ce degré cette facilité d'élocution, cette supériorité dans l'art de bien dire, si propres à charmer et à convaincre un auditoire. Et cependant, on sort de ces brillantes leçons charmé quelquefois, convaincu jamais. A quoi cela tient-il? A ce que M. Lasègue n'est lui-même convaincu de rien. Comme son maître, M. Trousseau, il est sceptique : et si le scepticisme n'est pas le suicide de l'intelligence, il est souvent l'obstacle invincible à une supériorité acquise par des hommes moins bien doués, mais convaincus.

Nature de poëte et d'artiste, si l'on veut, M. Lasègue est fourvoyé dans la science : si sa raison le fait pencher vers le matérialisme, son tempérament l'entraîne vers la métaphysique. Avec la foule des adeptes du spiritualisme, il est séduit par ce qu'on est convenu d'appeler les splendeurs et la magnificence de la doctrine. Là, ce sont de vastes horizons, des éclaircies lumineuses, de frais et luxuriants paysages · et vraiment, au milieu de ces régions ombreuses, l'éloquence de M. Lasègue est comme un ruisseau qui coule inépuisable, avec son doux mais éternel murmure. Il doit plaire aux gens qui aiment la musique : c'est une symphonie, j'entends une symphonie de Mozart, des plus calmes et des moins accentuées.

Du reste, l'orateur décèle bientôt ses préférences : ayant indiqué sur son programme F. Hoffmann et Stahl, il laisse le premier complétement dans l'ombre pour se consacrer tout entier au second.

Triste figure, pourtant, que celle de ce protestant mystique et exalté qui parsème ses ouvrages médicaux d'invocations et de prières : « Hypocondriaque, atrabilaire, et par-dessus tout piétiste, dit Blumenbach, couvrant un système abstrait et profond du manteau d'une exposition sèche et obscure. Halle était devenu le rendez-vous des pieuses et bonnes âmes qui soutenaient le parti de Stahl plutôt à cause de leurs sympathies religieuses que par conviction véritable (1). »

M. Lasègue nie ce fait, sous prétexte que des étudiants ne se laissent guère entraîner par ces sortes de séductions ; aujourd'hui cela ne fait pas de doute; mais à la fin du XVIIe siècle, dans une petite Université d'Allemagne, l'esprit de secte et de coterie devait avoir une grande influence, et Stahl a dû recueillir, là comme partout, les bénéfices de son orthodoxie.

Quoi qu'il en soit, la vie du fondateur de l'animisme est aussi peu intéressante que possible. En 1694, il est appelé d'Iéna à l'Université de Halle par Fr. Hoffmann, qui, quoi qu'en dise M. Lasègue, ne savait pas devoir trouver en lui un adversaire de ses doctrines, sans quoi il n'eût pas eu l'absurdité de se donner pour collègue un homme enseignant le contraire de ce qu'il croyait, lui, être la vérité; c'eût été tout simplement une niaiserie, bien que certaines gens taxent cela de libéralisme. Du reste, moins modeste et moins

(1) *Bibliothèque médicale*, t. II, p. 396.

sage qu'Hoffmann, Sthal ne trouve pas qu'il soit si désagréable d'être médecin d'un roi. En 1716, il quitte le théâtre de ses travaux et de ses luttes pour se rendre auprès du roi Frédéric-Guillaume Ier, et meurt à Berlin en 1734.

Voici à peu près le portrait qu'en trace M. Lasègue : « L'autre (Stahl par opposition à Hoffmann) petit, renfrogné, malvenant, philosophe et théoricien de premier rang, praticien aussi, et se lançant dans tous les hasards de la réflexion. Il travaille lentement et péniblement : au lieu d'être le voyageur du grand jour, il marche à l'ombre, sans lumière, à l'odeur de la lampe fumeuse ; il entend craquer toutes les vieilles doctrines ; il creuse comme le mineur qui va se sentir enseveli, et le jour venu, il s'écrie : Je n'ai pas sauvé mon idée, mais j'ai sauvé la médecine ! »

Belle période, mais creuse ; si, au contraire, Stahl a sauvé quelque chose, ce n'est pas la médecine, mais son idée, qui, un peu modifiée, a encore des adeptes.

C'est ici qu'on va voir le commencement de cette logomachie surannée, du genre de ces ineptes distinctions et arguties métaphysiques que les maitres du genre ressassent encore aujourd'hui, au grand ébahissement des badauds de la scolastique. Il s'agit de savoir si le corps humain est une machine ou un organe.

Stahl conclut qu'il est un organe, parce qu'il n'existe pas par lui-même, parce qu'étant essentiellement corruptible, il porte cependant en lui la force qui le préserve de la corruption, ce qui prouve bien qu'il a un but, une fin, qu'il n'est pas une machine, mais bien un instrument, un organe, *organon*. Puis arrive la fameuse comparaison de la montre, qui n'est pas une machine tant qu'elle marque l'heure, parce qu'alors aussi elle a un but, une fin ; et en définitive, ce qu'est l'horloger à la montre, le médecin l'est au corps : c'est lui qui remonte l'instrument quand il se détraque.

Ainsi donc, le corps humain est un mélange de matières corruptibles ; la vie consiste dans la conservation de ce mélange. Ceci ressemble beaucoup à une phrase de La Palisse, ou plutôt ce n'est que l'expression d'un fait, et à ce titre, on n'y peut rien trouver de contraire à la science. Mais Stahl ne pouvait s'en tenir là : il faut connaître le principe et la fin, savoir qui dirige et conserve cet organe, le corps. Les anciens avaient la *nature*, mot insignifiant et par cela seul relativement bon, parce qu'il ne préjugeait rien. Cela ne peut suffire : le principe de la vie, c'est l'*âme*, et non pas l'âme végétative, une âme à part, faite exprès comme on l'inventa plus tard à Montpellier : c'est l'âme intelligente, l'âme raisonnable. Seulement, la voilà bien un peu ravalée et déchue de sa splendeur ; c'est elle qui veille à tout, qui préside à tous les actes de la volonté, à l'accomplissement de tous les besoins, etc. ; elle est dans le corps, elle le construit et elle en gouverne les fonctions.

Mais comment ? Par le mouvement, c'est-à-dire

la *circulation* : plus un autre mouvement particulier, le *motus tonico vitalis*, qui aide la circulation et s'y ajoute. M. Lasègue a paru s'extasier beaucoup sur cette quasi-découverte des propriétés spéciales du système capillaire sanguin ; mais ce n'était évidemment, chez Stahl, qu'une vue de l'esprit résultant uniquement de notions erronées sur la circulation.

Ainsi, dans l'organe *corps*, *l'âme* entretient la vie par le *mouvement*.

Suivons, et nous allons voir à quels résultats fantastiques arrivent les faiseurs de théories et de raisonnements. Hélas! nous les voyons encore à l'œuvre maintenant, et la foule ignorante et niaise de les admirer criant : Comme ils sont forts! quelle philosophie! et surtout quelles idées larges! quelles vues élevées!

Ah! les gens à idées larges et à vues élevées, créateurs de diathèses et de maladies de M. tel ou tel, jetant négligemment au public émerveillé les produits d'une imagination aussi creuse que féconde, dédaigneux du travail sérieux et opiniâtre, on vous connaît dès longtemps, et depuis deux cents ans vous n'avez pas changé. Écoutez plutôt Stahl, demandant aux anatomistes ce qu'ils comptent faire avec tous leurs instruments et leurs microscopes, et en quoi il importe au médecin, par exemple, de connaître la structure des muscles, et ne vous semble-t-il pas entendre un des fantaisistes de ce temps-ci, maugréant contre le microscope et la chimie ?

Et puis comme tout s'arrange aisément dans le domaine de l'hypothèse! Étant donnée l'âme qui entretient la vie par le mouvement, quelle sera la principale cause des maladies? L'immobilité, la stase du sang, parce qu'elle facilite la corruption. Et comme le système de la veine-porte est le plus encombré et le plus prédisposé aux stagnations, c'est là l'origine, la porte de tous les maux; *Vena portæ porta malorum!* Affreux jeux de mots qui devint, comme on sait, le cri de guerre des disciples.

Dans ce chaos étrange de forces, de mouvement et de stagnation des fluides, on trouve un peu tout ce qu'on veut, et, par exemple, on sait que Leibnitz accusa Stahl de matérialisme. M. Lasègue, lui, voit dans la doctrine de Stahl l'origine de l'organicisme, et de là une tirade connue sur la petitesse de ce système, qui n'est qu'un diverticulum de la grande conception stahlienne inventé dès longtemps et remis à neuf de nos jours. Misérables arguties que tout cela! Le jour et la nuit ne sont pas plus différents que la doctrine animiste et celle qui, sous le nom d'organicisme, n'est elle-même qu'une branche du matérialisme. Pourquoi M. Lasègue a-t-il laissé dans l'ombre les franches théories de Stahl, les plus claires au moins, pour ne livrer en pâture à ses auditeurs que les idées les plus obscures et la plupart incompréhensibles? Pourquoi ne pas citer ce passage : « J'affirme, et je me fais fort de démontrer « que la fièvre n'est pas une maladie dans le sens

« qu'on lui assigne de tout temps et jusqu'à ce « jour, mais un acte entrepris par la nature et « toujours gouverné, autant qu'il est en elle, avec « ordre et circonspection pour purger le corps des « matières étrangères qui doivent plus ou moins « promptement lui nuire, et pour lui rendre sa « pureté en les mûrissant, sécrétant et excré- « tant. »

Tenez-vous à savoir en quoi consistent les fièvres intermittentes, à quoi est due la périodicité, etc. « La raison des périodes et des paroxis- « mes des fièvres est double : à des corruptions « plus dangereuses, c'est-à-dire plus présentes, la « nature oppose aussi une commotion contenue du « sang : à des corruptions plus lentes, elle oppose « aussi des commotions plus modérées. »

Voyez comme tout s'explique! comme cela est simple, magnifique! Voilà les vues larges et élevées! Que faire des recherches des savants, et à quoi bon connaître l'influence des milieux, les miasmes palustres! etc. Nous avons l'explication : du même coup, nous avons le remède, l'expectative : le quinquina doit être absolument rejeté de la thérapeutique des fièvres.

Voilà la doctrine. Et c'est au nom de pareilles inepties qu'on vient faire le procès de l'organicisme, de l'organicisme qui proclame cette grande vérité d'où découlent les autres, à savoir: qu'il n'y a dans l'homme que des organes et des fonctions; que la lésion locale est la base principale du diagnostic, qui se complète accessoirement par la connaissance des milieux, de l'âge, de la constitution du malade, etc.

M. Lasègue connaît bien d'ailleurs le défaut de la cuirasse : « L'animisme, dit-il, renonce à l'étude de toutes les choses extérieures : confiné dans son principe, il se condamne à l'impassibilité de l'optimisme, et il arrive à se convaincre, comme Stahl, que les hommes sont, en définitive, peu malades. » Vous pensez que l'orateur va, d'après cela, condamner la doctrine : point ; il intercale à ce moment une comparaison d'un goût douteux : « Voyez Marie et Marthe aux pieds du Dieu des chrétiens. Marie, les yeux levés au Ciel, en extase, contemplant les splendeurs de l'immensité, c'est le vitalisme : le matérialisme, c'est Marthe, soucieuse des soins du ménage, occupée des choses d'en bas et des mesquines nécessités de la vie ! » J'ajoute : le vitalisme, c'est le Ciel, si vous voulez, c'est-à-dire l'inconnu, le nuageux, le surnaturel. Le matérialisme, c'est l'humanité ; et depuis deux mille ans et plus que les spiritualistes discutent les yeux en l'air et le cou tendu vers les nuages, quel résultat, je le demande, ont-ils produit, quels progrès ont-ils accomplis ? « Il ne s'agit pas, dit un illustre physiologiste, de ce qui est grand ou de ce qui est bas, de ce qui répugne ou de ce qui ne répugne pas, mais de ce qui est. Une vérité acquise et démontrée a toujours profité à la science, et partant à l'humanité. Qu'on cesse donc de faire miroiter à nos yeux ces splendeurs superficielles et ces gloires faciles, et qu'on ne vienne pas les tirer mal à propos du juste oubli dont elles n'auraient jamais dû sortir. »

« Il s'agissait, en outre, dit M. Lasègue en terminant, d'un hommage pieux en quelque sorte ; » et là-dessus, on pouvait croire que l'orateur allait entonner le *De Profundis* du vitalisme, ce qui, je pense, n'eût pas manqué d'à-propos ; mais non : c'est un hommage à Stahl, qui s'est plaint souvent de n'avoir pas été écouté, ce qui me surprend peu, ni compris, ce qui ne m'étonne pas. Nous l'avons déjà dit, s'il n'a pas été écouté de son vivant, il a du moins été pas mal commenté après sa mort; et malheureusement, il l'est et le sera encore. M. Lasègue, malgré son autorité dans la question (1), aurait pu nous épargner cette apologie mitigée, qui n'a satisfait personne, et en laisser le soin à d'autres; ayant d'ailleurs pour collègue un disciple convaincu du vitalisme, ennemi déclaré, celui-là, du matérialisme et des révolutionnaires, amateur des vieilles choses et des vieilles idées, que Montpellier nous envie et que Paris abandonne, homme à *vues larges et élevées* aussi, dont je serais tenté de dire : Honneur au courage malheureux... si je ne préférais être logique au risque d'être injuste en lui criant : Malheur aux vaincus !

Nous l'attendons à Laënnec.

(1) Voir sa thèse inaugurale sur Stahl.

II

LAENNEC. — M. CHAUFFARD,

1781-1826.

La grande colère de M. Chauffard contre Broussais et les révolutionnaires. — Il s'efface derrière Laënnec. — Sa tactique. — Voltaire et Broussais. — L'anatomie pathologique et l'auscultation. — M. Littré acclamé. — M. Chauffard chef de la réaction médicale. — Le vitalisme compte une défaite de plus.

M. Chauffard a trompé toutes les espérances. Et ceux qui comptaient sur l'énergie de sa parole convaincue pour galvaniser les vieilles doctrines, et ceux qui pensaient assister à une leçon d'archéologie au moins intéressante, tous ont été déçus. A qui croyait pouvoir le prendre corps à corps, il n'a plus offert qu'une ombre : il s'est dérobé. Il a fait comme ces prêtres des temps antiques qui, cachés derrière la statue de leur Dieu, invectivaient de là les divinités rivales : sur un piédestal qu'il trouvait tout prêt, il a posé une statue, et, caché derrière Laënnec, il a invectivé

Broussais. Dangereuse méthode que celle qui consiste à vouloir écraser un homme sous la statue d'un autre : un effort maladroit, et le marbre tombe et se brise; l'homme reste debout, il n'a même pas ployé.

M. Chauffard eût mieux fait d'aller franchement à son but sans recourir à des faux-fuyants indignes de son talent et de ses convictions : car enfin, et quoi qu'il dise, Laënnec ne peut être son idéal, il l'a suffisamment prouvé en allant rechercher, dans des ouvrages oubliés et dans la thèse inaugurale de l'illustre médecin, des doctrines et des théories qui n'ont rien fait pour sa gloire et qui ne sortent pas du cadre des banalités connues. Se sentait-il donc lui-même si chétif et si impuissant devant cette grande figure de Broussais, qu'il ne se fait pas faute pourtant d'attaquer dans ses écrits avec autant d'injustice que de violence ? Et par quel détour habile a-t-il fait intervenir dans cette lutte le chef même de cette école anatomique qui renversa la médecine physiologique et qui la renversa justement en suivant la voie qu'avait tracée Broussais, et que lui-même avait abandonnée? Car, faisant avec raison table rase des entités, le grand réformateur ne s'apercevait pas qu'il en créait une nouvelle avec l'irritation : l'école organicienne resta dans la logique et dans la vérité : elle triompha, mais Broussais avait pris l'initiative du mouvement et fourni les armes. On ne devrait pas l'oublier.

« Il est des gloires, dit M. Chauffard, que les

passions surexcitées élèvent, et qui, nées dans le tumulte, ont besoin du tumulte pour se soutenir. En regard de ces gloires qui passent, il en est qui durent, grandissent avec le temps, et sont destinées à subjuguer l'avenir plus encore qu'elles n'ont dominé le présent : ce sont celles que consacrent la poursuite ou la découverte de grandes et utiles vérités. Les générations médicales qui inaugurèrent ce siècle ont assisté à ce spectacle. Dans ces temps agités où la vieille médecine se réveille dans le mouvement qui emportait la société, on vit paraître deux grandes figures, Laënnec et Broussais !

« Qui niera que la gloire du second n'ait décliné ? Son système s'est affaissé ; ses affirmations et le crédit qu'elles trouvaient n'excitent plus qu'une sorte d'étonnement : bien des croyances qu'il croyait ensevelies à jamais ont reparu. Il ne reste de lui que le souvenir du polémiste et de l'agitateur ! »

Oui, il est des hommes de génie, quoique non providentiels, qui semblent nés, comme on dit, pour détruire, d'autres pour fonder : ces derniers, généralement moins forts, seraient impossibles sans les autres, qui préparent l'avenir en sapant et renversant la routine et les préjugés des siècles. Et ces grands destructeurs paraissent aux regards d'une postérité impartiale d'autant plus grands que les ruines accumulées par eux leur forment un plus gigantesque piédestal. Ne parlez donc pas d'oubli : Voltaire non plus n'a rien fondé ; et, comme la gloire de Voltaire, la gloire de Broussais est impérissable !

« Admirateur fervent et réfléchi de Laënnec, continue l'orateur, je voudrais le montrer non-seulement inventeur de l'auscultation, mais scrutateur profond de toutes les manifestations des maladies, s'attaquant à tous les problèmes que soulève l'homme malade : pour le connaître, il faut interroger en lui non-seulement l'anatomo-pathologiste, mais encore l'explorateur ingénieux des symptômes, le pathologiste habile à rapprocher les signes, et enfin le médecin qui, s'élevant au-dessus des lésions, sait donner aux principes, à la tradition, la part majeure qui leur reviennent en médecine.

« Pour mesurer l'impulsion donnée par Laënnec à l'anatomie pathologique, il faut se reporter à Morgagni et à son grand ouvrage *De sedibus et causis morborum* (1768). C'était le plus beau monument élevé à cette science : quelle distance cependant entre ces deux hommes ! Morgagni ne sait voir que dans le détail et le fait particulier. Laënnec jette hardiment des vues d'ensemble, il systématise l'anatomie pathologique, et en en faisant une science à part, l'élève ainsi à une puissance qu'on ne soupçonnait pas. »

Suit une histoire détaillée des recherches de Laënnec sur le tubercule et le cancer, sur la pleurésie, et surtout de sa lutte obstinée avec Broussais, celui-ci défendant sa doctrine avec un acharnement et une vivacité très-explicables, contre les coups portés par l'anatomo-pathologiste. Et, chose singulière, Broussais raisonne là en vitaliste, reprochant à Laënnec de ne voir que les petites choses et de ne pas s'élever plus haut ; ce qui devrait plaire à M. Chauffard. Point ; il veut prouver au contraire que c'est Laënnec qui a les vues les plus larges, et bientôt c'est à qui des trois sera le plus nuageux et le plus incompréhensible. Confusion inévitable toutes les fois qu'on veut forcer les nuances et chercher, comme on dit vulgairement, la petite bête, c'est-à-dire dans le cas actuel, faire de Laënnec un vitaliste.

M. Chauffard y met tous ses efforts, et après avoir cité un passage où l'auteur du *Traité de l'auscultation* conseille de ne pas négliger l'étude des causes des maladies, ce qui n'est pas un argument, il invoque, pour les besoins de sa thèse, le secours de Bayle : « L'anatomie pathologique, dit ce dernier (1), ne fait connaître que la lésion anatomique : elle ne met pas sur la voie de la cause immédiate de la maladie ou de la mort. C'est à la vie, au trouble même de la vie, qu'il faut remonter : c'est ce trouble qui donne l'explication de la mort, sauf quelques rares exceptions où la lésion suffit à elle seule pour la produire, comme la rupture d'un sac anévrysmal, celle d'un anévrysme au cœur, ou quelque lésion grave du cerveau. » Certes, jamais Laënnec ne se fût rendu coupable d'un pareil galimatias. Voyez un peu ce trouble de

1. Dictionnaire en 60 vol., art. *Anatomie pathologique.*

la vie qui explique la mort ! Il est vrai qu'elle peut s'expliquer par une rupture anévrysmale, une hémorrhagie considérable; mais voilà des morts bien simples, dont le premier venu peut saisir le mécanisme, morts grossières, bonnes pour des malotrus et des gens de peu! Parlez-moi de celles où l'on ne saisit rien, où l'on ne comprend rien, bien faites pour confondre l'outrecuidance des matérialistes et des chercheurs, et faire pâmer d'aise leurs adversaires !

Combien de morts inexpliquées il y a cinquante ans, et dont le mécanisme est maintenant connu! Il y a de ces subtilités qu'il suffit de signaler pour les combattre.

Que M. Chauffard ne citait-il le passage où Laënnec reproche, et avec raison, à Broussais de rechercher les *causes prochaines*, pressentant ainsi la vraie méthode scientifique qui les repousse énergiquement comme inutiles et oiseuses. Que ne citait-il ce passage où l'immortel auteur du *Traité de l'auscultation* se range ouvertement dans le camp des disciples de Bacon, dont le nom n'a jamais été, que je sache, inscrit sur le drapeau du vitalisme :

« Alors, dit Laënnec, M. Broussais nous accordera sans doute cette proposition qui ressort des ouvrages et des exemples de tous les princes de la médecine, depuis Hippocrate jusqu'à notre temps, et que Bacon a si heureusement exprimée en ces termes : *Ars medica tota in observationibus*; et de notre côté, nous conviendrons volontiers qu'il est dans la nature de l'homme de chercher à lier entre eux les faits dont l'ensemble constitue une science : que l'étude des anciennes théories, les efforts pour en créer de nouvelles, peuvent être loués comme des amusements de l'esprit, pourvu qu'ils ne servent qu'à rallier les faits, et qu'on soit prêt à les abandonner dès qu'un fait leur résiste. » (1). M. Littré ou M. Robin ne parleraient pas mieux.

M. Chauffard a bien saisi d'ailleurs ces contradictions de Broussais voulant atténuer l'importance, non pas des lésions en général, mais de certaines lésions ; il les signale en triomphant. Mais ce fait est connu, et l'école organicienne a peut-être trop insisté d'ailleurs sur ces particularités pour dénier à Broussais la part réelle qui lui revient dans la création de l'organicisme. M. Rostan lui-même, dans son livre, excellent de tous points (hors le chapitre de l'âme), ne lui rend pas suffisamment justice.

« J'arrive, continue l'orateur, à Laënnec, considéré comme séméiologiste : là, peut-être, est son plus grand titre de gloire. Tout a été dit sur ce sujet, et les formules les plus expressives sont les plus justes. On a souvent rapproché le nom de Laënnec de ceux d'Hippocrate et d'Avenbrügger : je ne pense pas que ce dernier puisse lui être comparé ; non que je veuille enlever à la percussion ses mérites, mais Avenbrügger, en définitive,

1. *Traité de l'auscultation*, préface, p. xxv.

n'a donné qu'une ébauche, et c'est à ses successeurs que sont dus les progrès et les perfectionnements de ce mode d'exploration. Laënnec, lui, n'a presque rien laissé à faire ; c'est une œuvre inimitable ; je ne sais pas s'il est dans la science quelque chose de plus achevé : on peut appeler nationale la gloire qui s'attache à de pareils travaux. Les grandes découvertes médicales, celles d'Harvey, d'Haller, de Morgagni, avaient pris naissance sur la terre étrangère : la médecine française a pris une revanche éclatante. Par la découverte de l'auscultation, elle a rendu sa tributaire la médecine du monde entier : tribut qui ne nous sera jamais enlevé, et qui ne pourrait disparaître qu'avec la médecine elle-même.

« Laënnec ne sait pas se soustraire au plaisir de montrer ce que l'auscultation peut faire. Ainsi, dans cette splendide monographie du pneumothorax, il fait voir qu'avant lui on ne le soupçonnait même pas.

« Muni de ces deux leviers, études anatomiques et expérience consommée en séméiologie, Laënnec ne pouvait que féconder le champ de la nosologie. Il sait se dégager des vaines divisions ; il n'aime pas la scolastique ni les idées systématiques ; et il ne sait ce que c'est que de vouloir parquer toutes les maladies dans un même camp. Il sait étudier la maladie et les lésions ; il sait que la lésion peut n'être qu'un effet secondaire de l'état morbide. »

Il y a loin de là à dire que les lésions sont toujours effet, ce qui est exceptionnel, et non cause. A part cela, voilà de grandes et solides vérités, des découvertes et des données positives éloquemment décrites, et qui seront en effet l'éternelle gloire de Laënnec et de l'École de Paris ; et ces vérités positives, en précisant la nature des lésions, sources des maladies, ont porté au vitalisme un coup dont il ne s'est pas relevé. De ses débris s'est constituée, de ci, de là, ce que les gens conciliants appellent le *néo-vitalisme*, sorte de doctrine bâtarde et incohérente comme tous les produits de l'éclectisme et du juste-milieu.

Ainsi, la découverte de l'auscultation, voilà la grande gloire de Laënnec, et c'est assez. Cela suffit sûrement pour juger un homme : peu m'importe après qu'il ait reproduit, sur les constitutions médicales et l'essentialité des fièvres, les divagations anciennes; et irai-je m'extasier sur ce nom de catarrhe qu'il veut attacher aux bronchites? Ah! les catarrhes! et le *sec*, et le *suffocant*, et le *pituiteux*, et la *crudité*, et la *coction*, voilà de quoi faire pâmer les amateurs du bon vieux temps! Et à ce mot de catarrhe, M. Chauffard ne peut contenir son admiration : le catarrhe, l'essentialité des fièvres, ce sont là, suivant lui, des faits capitaux dans l'histoire de Laënnec : absolument comme les *Commentaires sur l'Apocalypse* sont un fait capital dans l'histoire de Newton.

Laënnec, en effet, admettait, avec toute la médecine ancienne, ce qu'on appelle le grand principe de l'essentialité des fièvres. Broussais vint, et, contre toute la médecine non-seulement du passé mais encore du présent, il dit : Non ! La fièvre n'est que le retentissement sur l'économie d'une lésion locale ou d'un empoisonnement, et la science moderne est en train de lui donner raison, en principe, bien entendu, non dans le détail. En cela, du moins, il avait raison contre Laënnec ; il pouvait à son aise l'appeler l'amant du vague et de l'insubstantiel, et lui reprocher d'appeler à son aide le jargon des spiritualistes et des ontologistes, et M. Chauffard n'avait que faire de nous rappeler ces faiblesses, qu'il fallait laisser dans l'ombre.

Mais non ; il faut à M. Chauffard un homme pour la circonstance, et, aveuglé par sa théorie, il fabrique un Laënnec à son image, un Laënnec de convention et tellement défiguré, que l'auditoire ne l'a pas reconnu. Qu'était-il besoin d'aller chercher dans la thèse inaugurale de l'auteur du *Traité de l'auscultation?* Il est vrai que ce fait a fourni à l'orateur l'occasion de citer honorablement, à propos d'Hippocrate, le nom de M. Littré, qui, je le dis avec bonheur, a été couvert d'applaudissements, ayant ainsi les honneurs de la séance.

Et puisque ce nom a été invoqué, je ne puis m'empêcher de signaler à M. Chauffard et au lecteur un passage qui résume admirablement et la discussion et l'opinion de l'illustre médecin et philosophe. « Quand Morgagni eut enfin satisfait à cette nécessité (création de l'anatomie pathologique), le problème commença à s'agiter, à savoir :

La maladie est-elle quelque chose d'existant en soi et surajouté à l'organisme, ou bien n'est-ce qu'une perturbation des fonctions qu'il accomplit? La notion de la maladie, telle qu'elle était venue par tradition et indépendamment de la connaissance des lésions anatomiques, tenait les esprits dans la première de ces deux conceptions. Ce fut Broussais qui eut le mérite de faire prévaloir la seconde par une argumentation où, ayant toujours raison au fond, il eut presque toujours tort dans le détail et dans les preuves. Maintenant il est avéré que la pathologie est, en effet, *physiologique*, pour nous servir du langage de Broussais, et mettre comme lui la question sur le vrai terrain, et que les maladies ne sont pas autre chose que des fonctions troublées (1). »

Si M. Littré pense comme Laënnec, qu'en pense M. Chauffard?

« Il faut, dit l'orateur en terminant, après avoir montré le médecin et le savant, parler de l'homme, de l'écrivain, du lettré. D'une nature méditative et un peu triste, Laënnec semblait craindre le bruit et l'éclat, loin de les rechercher. Il ne connaissait pas l'art de séduire, d'entraîner un amphithéâtre : son enseignement austère n'était pas entouré d'un nombre considérable d'auditeurs.

« Son style sévère, dégagé de tout faux brillant, mais clair et savant dans sa simplicité, est em-

(1) *Dict. de Nysten*. Art. Histoire de la Médecine.

preint d'un charme puissant; j'ajouterai que c'est le médecin le plus lettré de son temps.

« Né à Quimper en 1781, il mourut à Paris en 1826; il n'avait que quarante-cinq ans. C'est presque l'âge où le médecin arrive à peine à comprendre les difficultés de sa science. A cet âge, avoir accompli tant de travaux et de si considérables, c'est un fait qui ne saurait exciter trop d'admiration. Dans les arts, il n'est besoin de temps pour donner sa mesure : Raphaël et Mozart peuvent mourir à trente-sept ans; mais dans les sciences les grandes choses ne s'accomplissent que lentement, surtout dans la science de l'homme malade. Laënnec a su échapper à ces fatales conditions. »

Telle a été cette conférence. M. Chauffard, dont on attendait mieux, a cependant des qualités sérieuses, qualités tenant surtout à l'énergie de ses convictions, la verve et l'animation ne lui font pas défaut : il a le geste ample, la voix mordante. L'expression de sa physionomie, d'ordinaire froide et plus qu'austère, trahit souvent une exubérance d'idées pour lesquelles les mots sont par malheur trop lents à venir; naturellement violent et quelquefois injuste, il s'est montré cette fois injuste sans violence.

Aussi a-t-il été accueilli un peu plus froidement qu'il n'eût été désirable, s'il ne fallait, dans ces questions de doctrines, faire bon marché des personnes. En désertant les bancs, les étudiants ont prouvé d'une façon louable et décente qu'entre eux et l'orateur il n'y avait rien de commun: leurs sympathies ne pouvant être acquises à l'homme que Montpellier nous a envoyé pour être ici le chef de la réaction médicale. Ce titre doit plaire à M. Chauffard : qu'il n'oublie pas seulement que s'il est « des gloires faciles et des gloires qui passent », ce sont celles qui s'attachent à la défense des mauvaises causes, que condamnent à la fois la science et la raison : c'est le cas du vitalisme.

III

WURTZIUS. — M. TRÉLAT.

XVIe SIÈCLE.

La chirurgie au xve siècle. — Hans de Dockenbourg et Mathias Corvin. — Ulric de Hutten ; les hommes noirs. — Paracelse brûle Galien. — Wurtzius, caractère droit et indépendant : heureux choix de M. Trélat. — Le livre du chirurgien de Bâle. — Coup-d'œil sur le xvie siècle. — Premiers coups portés au christianisme et à l'autorité. — Béda et les Cappets. — Vésale, Ramus, Luther. — Décadence de la divinité. Le progrès par la science.

Enfin, nous le connaissons ! Et certes, jamais l'utilité de ces conférences n'a été mieux démontrée. Voilà un homme qui, au début du xvie siècle, a entrevu et énoncé quelques-uns des principes les plus importants de la thérapeutique chirurgicale ; et personne, hormis quelques érudits, ne soupçonnait son existence. Quand je dis quelques érudits, il faut s'entendre, car Wurtzius ne figure pas dans l'histoire officielle, et bien des gens qui connaissent à fond Stahl et tout son fatras n'apprécieront certainement pas un homme dont les œuvres, aussi modestes que pratiques et positives, ne se prêtent pas le moins du monde aux commentaires des pédants. Pour moi, qui déteste généralement tout ce qui est dit ou se dit classique, je ne saurais trop féliciter M. Trélat de son choix.

Vivant d'ailleurs dans ce siècle, qui marque la limite entre le moyen âge et les temps modernes, à cette époque mémorable où l'esprît antique et païen cherche à percer le linceul de plomb sous lequel, depuis douze cents ans, le christianisme écrase le monde, Wurtzius fournissait à son panégyriste une magnifique occasion d'esquisser une grande ébauche. M. Trélat n'y a point failli : honneur à lui et à l'auditoire qui l'a compris. Les mots de révolte et d'indépendance sont toujours bons à prononcer. Tout cœur généreux y applaudit : ceux-là seulement s'en plaignent et s'irritent chez qui ces noms, lettre morte, ne réveillent que le sentiment de leur propre bassesse et de leur humiliation.

L'orateur a tout d'abord exposé, d'une façon aussi brève et aussi claire que possible, l'état de la chirurgie à la fin du XVe siècle, parce qu'il faut avant tout, comme il le dit très-bien, se mettre dans le temps dont on s'occupe. Il aurait pu ajouter que la connaissance parfaite de l'époque, à l'apparition d'un homme remarquable dans les sciences ou dans les arts, ne suffit pas pour juger sa valeur. Il faut y joindre l'étude des temps postérieurs. Tel homme est en avant d'un siècle ou deux sur ses contemporains : La Boëtie, par exemple, pour citer le fait le plus frappant.

C'est ainsi qu'après l'apparition de Guy de Chauliac, au XIVe siècle, la chirurgie française, un instant relevée, perd bientôt tout son éclat, si bien que, dans le siècle suivant, il n'y a plus rien. C'est le néant. Il faut aller en Italie, au sein de ces petites cours lettrées, amies des plaisirs, des lettres et des sciences, chercher dans les universités qu'elles entretiennent quelques hommes maintenant l'enseignement de la chirurgie à un certain niveau.

On en peut citer plusieurs, parmi lesquels Gattinara, modeste inventeur d'un excellent instrument, la seringue ; Benvenuto ou Bienivienus, qui comprit, l'un des premiers, l'utilité des autopsies : il avait rassemblé un grand nombre d'observations que la mort l'empêcha de publier ; son frère heureusement prit soin de les faire paraître.

Le pape Jules II avait appelé à Rome le fameux Jean de Vigo (1), si connu par son emplâtre. En 1514, il commença, sous le titre de *Pratique copieuse,* un traité complet de la chirurgie, contenant même un chapitre spécial sur les plaies d'armes à feu ; nous y reviendrons plus bas.

A Bologne, était Berenger de Carpi (2), docteur

(1) J. de Vigo, né à Rapallo (États de Gênes) vers 1460.

(2) J. Berengario, né à Carpi (1470), professa à Bologne de 1502 à 1527.

en médecine, faisant aussi de la chirurgie. Il était anatomiste, et publia sous le titre de *Isagoga anatomica* le résumé de ses travaux Son plus grand titre de gloire est le livre sur les *fractures du crâne*, qui fit justement sa réputation. Berenger ne paraît pas d'ailleurs animé d'une grande vénération pour son collègue de Rome : il raille souvent Vigo et ses emplâtres.

A ce même moment, sur les bords du Rhin, à Strasbourg, s'élevait une école de chirurgie qui ne fut pas sans gloire.

En 1468, Mathias Corvin, le fameux roi de Hongrie, ayant reçu une blessure au bras, faisait chercher partout un chirurgien qui pût le guérir : oiseau rare, à ce qu'il paraît; car depuis sept mois le héros attendait, et il ne se présentait personne. Enfin, des rives du Rhin partit Hans de Dockenbourg, qui vit la blessure, la guérit, revint chargé de présents et couvert de gloire, ou mieux, de réputation. De nos jours, nous avons pu voir quel renom s'attache aux chirurgiens qui guérissent les héros.

Quoi qu'il en soit, l'école de Strasbourg fut quelque temps célèbre ; avec Brunswich et Haus de Gerdorf, elle tint le sceptre de la chirurgie jusqu'à la fin du XVe siècle.

Alors parut Auréole-Théophraste-Philippe-Bombast de Hohenheim, plus généralement connu sous le nom de Paracelse. Né d'un père licencié en médecine, il passa sa jeunesse menant la vie des scolastiques ambulants de l'époque, prédisant l'avenir, étudiant la médecine, évoquant les morts, cherchant avec les alchimistes la panacée universelle.

S'étant fixé à Zurich, à 33 ans, avec une immense réputation, il fut appelé en 1526 à l'université de Bâle, pour y remplir la chaire de physique et de chirurgie; pendant trois ans, il enseigna avec autant d'éclat que de succès. Mais ses allures violentes et peu classiques ne pouvaient plaire aux autorités établies, et il dut, au bout de ce temps, se soustraire par la fuite à la haine des magistrats et des chanoines.

Il avait publié un Traité de la syphilis, dont un homme étranger à l'art de guérir lui avait fourni les matériaux. Je veux parler de ce fameux et intéressant Ulric de Hutten, que M. Trélat nous a signalé en passant : qu'on me permette d'y insister un peu plus.

Chevalier vagabond, poëte et lettré, Hutten s'en va traînant sur les routes d'Allemagne ses guenilles et sa longue rapière. Aimant, comme ses contemporains, les duels et aussi les femmes, il en retire une vérole complète, qu'il sait au moins utiliser en la décrivant tout au long. D'ailleurs, épris des idées généreuses qui commencent à se faire jour, ennemi du pape, des moines et du mysticisme, il rêve déjà la révolution. « Qui veut mourir avec moi pour la liberté de l'Allemagne (1) ? » s'écrie-t-il quelque part. Le premier avant Luther,

(1) V. Michelet. *Hist. de France*, t. 8.

il secoue la poussière des parchemins et la robe des moines : ennemi de l'ombre, il s'en va criant et sonnant, tirer les peuples de leur sommeil : L'Allemagne l'a surnommé l'*Eveilleur*.

« Il chanta pour la Renaissance, pour les libertés de la pensée; il chanta pour la patrie allemande et la résurrection de l'empire; il chanta pour les conquêtes de la justice future, pour le triomphe de la révolution (1). »

En 1514, précurseur de la Réforme, il publie le *Epistolæ obscurorum virorum*, sanglant pamphlet dont le titre seul est une bonne fortune : les *hommes noirs*, on le voit, n'ont pas été inventés d'hier. « Obscurantistes, obscurantins, dit M. Michelet, saluez votre bon parrain qui vous a trouvé votre nom, le franc, le véridique Hutten, » nom heureux, nom bienvenu et bien trouvé, qu'il ne faut se lasser de prodiguer à ceux qui le méritent, se gardant d'oublier que ces oiseaux de nuit encombrent encore actuellement la science et la médecine : Obscurantistes, obscurantins !

Revenons à Paracelse, qui, malgré la cabale et l'alchimie, a bien son mérite. Esprit indépendant, violent, sans mesure, il eut cette gloire d'oser brûler Galien et Avicenne : acte brutal mais énergique, qui prouve au moins l'absence complète de respect pour l'autorité dans ce temps où l'autorité est tout dans les sciences comme en politique. On ne saurait trop l'en féliciter. Bien plus, avant

(1) Michelet. *La Réforme*, p. 36.

Bacon, il dit : il n'y a que l'expérience qui puisse nous donner de justes enseignements. Par malheur il ne suivit pas assez cette maxime.

En mettant de côté ses extravagances, on trouve dans son œuvre quelques résultats pratiques et utiles. Ainsi, son étude sur la cicatrisation des plaies et sur les circonstances qui peuvent la troubler ou l'accélérer, puis ses travaux alchimiques, plus sérieux que ceux de devanciers et qui lui font découvrir plusieurs médicaments du règne minéral utilisés ensuite.

Il eut après sa mort une immense influence. On prit parti, les uns pour ses idées, les autres contre ; et jusqu'à la fin du XVIIe siècle, il y eut des luttes violentes à propos de ses œuvres et de son système.

A cette même époque où Paracelse enseignait à Bâle (1528), vivait à Zurich un homme dont la réputation moins brillante reposait cependant sur des œuvres plus solides.

Conrad Gessner, fils d'un père tué au siége de Zurich, pauvre au point d'être obligé de se faire domestique pour vivre, était cependant parvenu, à force d'opiniâtreté, à satisfaire sa passion pour la science. Ayant étudié en France, à Montpellier, il se fit recevoir docteur à Bâle, où il se retira et mourut sans avoir pratiqué ni enseigné.

Mais il avait écrit des traités complets sur toutes les parties de l'histoire naturelle, sur l'astronomie et les phénomènes célestes, sur la médecine, la chirurgie, un traité spécial sur les remèdes. Enfin il avait traduit en latin tous les ouvrages les plus célèbres des chirurgiens anciens et modernes.

A ce moment, la ville de Bâle était devenue un centre intellectuel d'une grande activité. Là des imprimeurs habiles rivalisaient avec les Alde et les Etienne; là s'était réfugié le grand érudit et philosophe Erasme, qui avait craint à Paris le sort de Ramus et de plusieurs autres.

Le grand peintre Holbein, le médecin Jean Bauhin, s'étaient également retirés à Bâle, qui, détachée depuis peu du saint empire germanique et devenue ville suisse, offrait à ses hôtes plus de sécurite et d'indépendance.

Félix Wurtz ou Wurtzius y naquit en 1518. On sait peu de chose de son histoire : un mot de son livre ferait croire que son père était chirurgien. Il étudia à Nuremberg, ville dépourvue d'université, mais où vivait alors un homme très-instruit, le chirurgien Galter-Hermann Riff, qui fut son maître.

A côté, il faut tenir grand compte, dans l'appréciation de Wurtzius, de l'enseignement de Paracelse et de la précieuse amitié de Conrad Gessner. La sagesse, la réserve pour toute chose incertaine, la précision des connaissances rappellent l'influence de ce dernier. D'autre part, l'habileté chimique, la recherche des remèdes nouveaux, l'affirmation répétée que la chimie peut être utile à la chirurgie, sont le reflet manifeste des doctrines de Paracelse.

Il n'était pas lettré, ne savait pas le latin : ses ouvrages sont écrits en allemand. C'est après trente-sept ans de pratique qu'il prit la plume : un peu trop tard, car il n'eut pas le temps d'achever. Certaines indications semblent prouver l'intention d'écrire un traité complet de chirurgie. La mort le surprit : il n'avait traité que des plaies, de leurs accidents et de leur guérison. Mais comment, avec quel talent et quelle netteté de vues? M. Trélat va nous l'apprendre.

Wurtzius ne ménage pas ses contemporains ; indépendant, franc d'allures, il tient le vrai pour seul juste, et il le dit. Il ignore l'art moderne de la critique médicale et chirurgicale, laquelle consiste dans une flagornerie banale et ridicule. Chacun bourre son encensoir : à charge de revanche! De son temps, c'était bien un peu comme cela. Lui ne s'en inquiète pas : il va son chemin fustigeant les sots et les intrigants. Voilà l'homme. Encore une fois, je félicite M. Trélat de l'avoir choisi. Par le temps qui court, c'est presque du courage.

Ainsi, dès le début de son livre, notre auteur blâme les chirurgiens de leur conduite en face des plaies récentes, sans avoir égard aux phénomènes, à l'inflammation ; ils croient devoir introduire leurs éprouvettes, leurs stylets pour farfouiller (*sic*) dans tous les sens, le plus souvent sans aucun résultat, si ce n'est celui d'aggraver la situation.

Il critique judicieusement l'abus des *sutures*.

Avant on en mettait partout ; Paracelse vint, les proscrivit, on n'en fit plus nulle part. Wurtzius posa des indications montrant que, dans certaines régions, quand la plaie *bâille*, comme il dit, quand elle est transversale, il faut suturer; dans d'autres cas s'abstenir. Fait important ! Jusque dans les mémoires de l'Académie de chirurgie, l'idée de Paracelse reparaît et la suture est proscrite même dans le bec-de-lièvre. Actuellement, grâce à Delpech, grâce à la chirurgie anglaise, la question est aujourd'hui tranchée. Nous sommes revenus au point où en était Wurtzius : la suture est un moyen bon ou mauvais suivant les cas.

Paracelse avait soutenu que la nature est le meilleur de tous les chirurgiens, et que le rôle de ceux-ci doit se borner à garantir les plaies du contact des corps extérieurs. La nature tire des humeurs un baume qu'il appelle la *mumie*, dont elle arrose les plaies pour les guérir. C'est la lymphe plastique d'Hunter entrevue.

Par malheur, il imagine une mumie artificielle, qu'on peut emprunter à un autre individu. Ainsi l'haleine d'un jeune homme, condensée, avait cette vertu : de même, de la râpure de momie, d'où le nom : il a son *cérat humain*.

Pr. Tête de momie râpée;
Lait de femme, *q. s.*

pour faire une pâte! Cette sottise fit fortune pendant un siècle, jusqu'à ce qu'enfin A. Paré l'eût ruinée par le ridicule. Or, dans le livre de Wurtzius, le mot de mumie n'est même pas prononcé.

Le même bon sens se remarque dans ce livre à propos des *plaies d'armes à feu*. Vigo en avait parlé le premier. Il les considère comme des plaies empoisonnées, d'où ce précepte qu'il faut cautériser au fer rouge, ou sinon avec de l'huile bouillante; que si ces ingrédients font défaut, si la plaie a deux trous, on introduit une grosse corde bien raide et on ramone d'importance. Ainsi, on enlève l'escarre. Vurtzius fait observer qu'on enlève aussi les chairs saines et les sucs qui peuvent amener la cicatrisation. Mais l'idée de Vigo a de nombreux défenseurs, et il ne faut pas moins que A. Paré pour la renverser. Il est juste de dire que Léonard Botal, connu par une erreur anatomique, s'élève aussi (1560) contre la doctrine de la virulence des plaies d'armes à feu, qu'il considère comme de simples plaies contuses.

A propos des *amputations* qui commençaient à devenir fréquentes sur les champs de bataille, en raison des nouveaux engins lancés par la poudre, Wurtzius écrit un chapitre remarquable. Il dit, en propres termes, que les amputations immédiates sont souvent fâcheuses, parce qu'on s'expose à détruire un membre qui pourrait être conservé, et il cite des exemples. Il avait peut-être conclu prématurément et sans preuves suffisantes. C'est seulement à notre époque, et par une série de nombres indiscutables, que l'idée avancée par Wurtzius a été définitivement établie.

Le chapitre des *fractures* est intéressant aussi ; il a le premier signalé les fractures longitudinales, quoiqu'il ait quelquefois pris pour telles des épanchements sanguins soulevant le périoste.

Il a également ébauché d'une façon remarquable l'histoire alors si incomplète des *accidents des plaies*. Il veut que, dans les hémorrhagies persistantes, le chirurgien porte le doigt dans la plaie, comprime le point qui donne le sang ; que si cela ne suffit pas, alors et tout en déplorant un usage aussi barbare, il avoue qu'il faut recourir au fer rouge : il ignore la ligature, il ignorait A. Paré tout entier.

Dans un chapitre intitulé *de la squinancie des plaies*, il décrit ces couennes qui se développent dans certaines conditions d'encombrement et d'insalubrité. Mais il faut se garder d'aller trop loin ; et quant à moi, je pense que si Wurtzius a pressenti la pourriture d'hôpital et la diphthérie, ce n'est, en effet, qu'un pressentiment, et il n'y a pas lieu d'en tenir compte.

Si l'on jette un coup d'œil sur l'ensemble, ce qui doit frapper, dit M. Trélat, c'est surtout le sens droit et judicieux de l'auteur. Toujours clair et juste, modeste autant que le permet l'esprit de l'époque, il sait rester dans son rôle et n'hésite pas, dit-il, dans les cas embarrassants, à faire appeler un médecin, pourvu que celui-ci soit expert.

Son livre ne fit pas grand bruit, pourtant il eut en cent ans 12 éditions, dont une en français, traduite par F. Savin, élève de Riolan. Il fut jugé bien diversement. Tandis que Fabrice de Hilden le repousse comme surchargé d'emplâtres, Boërhaave et Sprengel en font le plus grand cas. M. Malgaigne le considère comme un chef-d'œuvre.

« Cette opinion me paraît fondée, continue l'orateur, si l'on veut considérer dans quelle décadence était alors la méthode, comment la théosophie, la magie et la chiromancie avaient tout envahi, on admirera l'œuvre d'un homme qui marchait seul dans la voie de l'expérience et de la science, et chez qui l'indépendance de la pensée était unie au bon sens et à la raison. »

Suit une magnifique peinture de ce grand mouvement du XVIe siècle, qui se caractérise dans la science par la révolte contre les anciens auteurs et la dialectique, et qui constitue la première tentative d'émancipation de la pensée. Contre ce mouvement libérateur réagit toute la vermine scolastique. L'université de Paris fut une des dernières qui tint pour les vieilles sottises : elle avait alors pour chef Béda, syndic de la Sorbonne « tribun de la gueuserie pieuse et de la république ignorantine, » chef des étudiants sans études qu'on appelait Cappets. « Forts de leur nombre, ivres de leurs cris, étalant superbement la crasse de leurs toges habitées, l'armée des séminaristes battait de sa vague noire les deux murs de la rue Saint-Jacques, venait heurter au Palais, fièrement, impérieusement. Et par derrière, fort serviles, dociles au moindre signal de *nos maîtres de Sor-*

bonne, qui les faisaient arriver aux cures et autres bénéfices (1). » Cette tourbe dégoûtante obtint du roi l'incroyable ordonnance qui supprimait l'imprimerie (1535) et qui par bonheur ne pouvait être exécutée.

Mais à petits pas, irrésistible et marchant toujours, s'avance la phalange lumineuse : Paracelse brûle Galien et Avicenne, Vésale déclare que Galien s'est trompé, Ramus s'écrie qu'Aristote n'est que mensonge, et enfin Luther ouvre la voie à ceux qui oseront proclamer plus tard que Dieu lui-même n'est que mensonge et invention !

Puis, c'est Servet le martyr, qui pressent la grande découverte; Reuchlin, qui cherche les origines des dogmes chrétiens; Galilée, qui affirme, au péril de sa vie, que la terre tourne et que Josué s'est trompé; plus loin, Descartes, qui ayant posé les bases de la Méthode, malheureusement s'en éloigne; et enfin Bacon, qui dit cette grande parole : Penser est bien, mais prouver est mieux !

Wurtzius eut cette gloire d'être enrôlé sous cette bannière et de marcher dans cette phalange : son panégyriste s'y range également. Honneur à lui ! car la bande noire, la tourbe obscure qui réagit n'est pas vaincue : Beda et les Cappets vivent toujours, moins sales et plus avenants, mais non moins redoutables. Guerre donc à eux ! et la vic-

(1) Michelet, *La Réforme*, p. 371.

toire est assurée à ceux qui ont foi dans la devise par laquelle M. Trélat, digne fils de son père, a terminé son discours, devise qui incarne et résume l'esprit moderne : *Le Progrès par la Science !*

IV

STOLL. — M. PARROT.

1742-1788.

Histoire de la médecine clinique. — Les temples d'Esculape. — Hippocrate. — Le christianisme, mort de la science. — Les Arabes. — La clinique en Europe. — L'école de Vienne. — Stoll et les Jésuites. — Doctrine de Stoll; l'état bilieux. — L'éclectisme.

« Si le zèle d'un certain nombre de médecins secondait mes efforts, beaucoup de choses recueillies par d'autres, mais sans ordre, sans aucun rapport avec les découvertes existantes, semblables aux parties d'un tout qui seraient dispersées dans le vaste champ des observations, se réuniraient enfin pour former un édifice unique, supérieur à toutes les attaques des raisonneurs et des sophistes, puisque ce serait l'ouvrage immortel de l'éternelle nature (1)! »

C'est par ces paroles remarquables que j'aurais

(1) Stoll. *Méd. prat.*, t. I, p. 192.

débuté, si, comme M. Parrot, j'avais été appelé à l'honneur d'exposer publiquement la vie et les doctrines de Stoll. On trouve au moins dans cette phrase l'expression de la véritable méthode scientifique, et les mots seuls *d'éternelle nature* sont toute une profession de foi qui n'est pas précisément spiritualiste. Par malheur, le professeur de Vienne, comme tant d'autres, accepta comme faits les hypothèses les plus absurbes et les moins démontrées : d'où vient que parmi les médecins illustres il ne figure ni au premier, ni même au second rang : ce n'est pas la conférence de M. Parrot qui l'y fera briller.

Stoll n'est qu'un praticien, rien de plus, rien de moins. Est-ce une raison de le mépriser? Pas le moins du monde. Mais il n'a pas plus de droits à la reconnaissance et à l'admiration de la postérité que tous les médecins instruits et intelligents qui pratiquaient de son temps. Le praticien, en effet, applique les données de la science à son époque ; celui que j'appellerai le savant contribue à la marche et au progrès de la médecine ; le premier a droit à la reconnaissance de ses concitoyens, auxquels il prodigue ses soins ; le second a droit à la reconnaissance de l'humanité tout entière qui profitera de ses travaux.

C'est une injure aux médecins contemporains de Stoll que de le mettre ainsi au-dessus d'eux ; il soignait bien ses malades, d'accord ! sûrement il n'était pas le seul. Quant à ses écrits et ses doctrines, c'est un vrai gâchis : M. Parrot n'en a rien débrouillé, et je gagerais même qu'il ne s'en est pas beaucoup donné la peine.

Mais ce n'est pas tout. Qu'est-ce que ce portrait de fantaisie que le jeune orateur nous a tracé du professeur de clinique en général ? Comment ! un tel homme ne travaille plus pour lui et pour la science, mais uniquement pour les élèves ? Il est condamné à ressasser toujours les mêmes banalités et à éluder continuellement la recherche des cas curieux et nouveaux ?

Polissez-le sans cesse et le repolissez !

Nous la connaissons dès longtemps cette maxime, et nous tenons que ceux qui la mettent en pratique ne seront jamais que les Boileau de la médecine, c'est-à-dire des pédants et des cuistres !

Autre chose : l'orateur donne un conseil à son jeune auditoire. Il en a le droit, ayant celui de porter sur sa toge de docteur l'hermine des agrégés. Il nous conjure donc d'aller à la clinique : rien de mieux. Mais, ajoute-t-il, s'il vous fallait choisir entre vos livres et la clinique, je vous dirais : Brûlez plutôt vos livres et allez tous les jours à l'hôpital.

On voit la tendance. M. Parrot tient pour les vieilleries, et M. Chauffard ne doit point lui déplaire. La médecine des bonnes femmes et des empiriques, à la bonne heure ! Foin de la science et de ses conquêtes, et vive la routine ! Mais sachez donc, M. Parrot, qu'Hippocrate aujourd'hui serait refusé à son troisième de fin d'année, et ce serait bien fait, et il ne serait qu'une perruque et tous vos jeunes cliniciens avec lui. Il faut être de son temps, que diable! Et pour cela, il ne suffit pas de détester les jésuites et de le dire : c'est déjà bien, mais ce n'est pas tout.

Certainement, la conférence dont je parle a été intéressante, amusante même, c'est le mot. A-t-elle été instructive ? Je ne le pense pas et j'espère le démontrer, car j'estime que l'on ne saurait avoir trop d'égards pour un auditoire qui a d'ailleurs ce travers commun aux Français de prendre pour de l'argent comptant tout ce qui part d'une chaire officielle.

Ainsi M. Parrot avait conçu le projet de nous faire, en manière d'introduction, l'histoire de la médecine clinique. Rien de plus louable, assurément. Mais pour commencer, après avoir dit un mot des Egyptiens et des Babyloniens, il nous place Esculape vers l'an 1100 avant Jésus-Christ. J'admets qu'on laisse dans l'ombre et les nuages ce personnage ou ce mythe; mais voulant donner une date, il fallait aller aux informations, et apprendre que Podalire et Machaon, soi-disant fils du dieu sus-nommé, sont comptés par Homère au nombre des héros du siége de Troie, placé généralement vers l'an 1184.

Quoi qu'il en soit d'Esculape, la Fable rapporte que, lui aussi, ressuscitait les morts; et, chose singulière, Pindare lui reproche de n'avoir rendu la vie à Hippolyte que séduit par la forte somme qu'on lui promit. « Si, aujourd'hui, on ne laisse pas de payer les médecins, dit à ce propos l'historien Le Clerc, lors même qu'on croit qu'ils ont tué leurs malades, je ne vois pas pourquoi celui-ci aurait ressuscité les gens gratis (1). » Pure affaire de sentiment : lui le faisait pour de l'argent, d'autres l'ont fait pour la gloire; tous s'en sont également bien trouvés, et les honoraires touchés par Esculape n'ont pas empêché qu'il ne fût, lui aussi, placé au rang des dieux.

La preuve, c'est qu'on lui éleva des temples où tout un chacun venait sacrifier et chercher la guérison de ses maux. Bien entendu qu'on apportait force offrandes, dont les prêtres et prêtresses faisaient leurs bénéfices, toujours *ad majorem dei gloriam*. Les malades couchaient dans le temple, ayant ordre de ne pas bouger si le dieu, sous la forme d'un serpent, venait les visiter : cependant « le *sacristain* » entrait, la nuit venue, et lestement raflait tous les mets et autres *ex-voto* déposés sur l'autel (2). Je me demande si c'est là ce que M. Parrot entend par la visite des prêtres suivis de leurs élèves. D'ailleurs, l'ancien respect se perdit vite : Aristophane appelle quelque part Esculape *Merdivorus*, et plus tard Lucien traite ses temples de *boutiques* à médecine.

Ce qui est certain, c'est qu'il n'y eut là rien de sérieux, mais une suite de jongleries dont la trace n'est pas perdue, ainsi qu'il y paraît en-

(1) Le Clerc. *Hist. de la médecine*, p. I, p. 40 (1702).
(2) Aristophane dans *Plutus*.

core actuellement. Par exemple, il y avait à Pergame la fontaine d'Esculape. « On a vu, dit Aristote, un muet recouvrer la parole après avoir bu à cette fontaine ; à d'autres, il a suffi de puiser de cette eau pour conserver leur santé, et les personnes saines qui en ont goûté une fois n'en trouvent plus aucune autre bonne (1). » L'eau de la Salette, on le voit, est renouvelée des Grecs.

Loin de former des élèves, les prêtres d'Esculape se contentaient de transmettre à leurs enfants le secret de leurs fourberies. Ce n'est que beaucoup plus tard que les tentatives faites par les philosophes dans le but de perfectionner la théorie de la médecine les forcèrent enfin à déchirer le voile sacré et à s'empresser d'acquérir des connaissances sérieuses.

C'est au milieu de ces circonstances plus favorables à la science que parut Hippocrate, qui fut, paraît-il, et pour ne parler que du point de vue qui nous occupe, le premier médecin allant visiter les malades chez eux. D'ailleurs, il est constant, actuellement, que l'Hippocrate de la tradition, celui qui refuse les présents d'Artaxercès, etc., n'est qu'un mythe, et non une réalité. On ne sait rien de précis sur le *père de la médecine*, sinon qu'il vivait vers l'an 400 avant Jésus-Christ, qu'il était médecin dans l'île de Cos et jouissait d'une grande renommée. Tout cela ré-

(1) Aristote, *Oratio in puteum Æsculapii*, cité par Sprengel, t. I, p. 156.

sulte d'un passage d'un dialogue de Platon, intitulé *Protagoras*. M. Parrot ne nous a parlé que de l'Hippocrate de la Fable, fils d'Héraclide et des Asclépiades.

Il nous faut, après cela, passer rapidement. Les premiers médecins d'Alexandrie, Hérophile, Erasistrate (IIIe siècle av. J. C.), s'occupent peu de clinique. Plus tard, Thémison, Asclépiade (Ier siècle après J. C.), se vantaient d'enseigner la médecine en six mois. Galien, qui laissa tant d'écrits, n'eut pas d'élèves.

C'est vers 272 qu'Aurélien, suivant M. Parrot, fonda à Djondisapour, en Perse, une école de médecine et un hôpital à côté, probablement aussi un enseignement clinique. Sprengel donne la preuve que l'historien qui rapporte ce fait, un nommé Abu'l Faradsch, a tout confondu et raconté à tort et à travers. Aurélien aurait envoyé ces médecins en mariant sa fille à Sapor Ier, roi de Perse, qui fonda du même coup et la ville et l'école de Djondisapour. Or, Sapor Ier mourut deux ans après l'avénement d'Aurélien au trône, et il paraît constant que la ville de Djondisapour ne fut fondée que postérieurement au concile de Nicée. A notre époque, on n'a plus le droit de faire de l'histoire de fantaisie, après les admirables travaux modernes, surtout allemands : mieux vaut cent fois se taire que risquer de se tromper.

Que M. Parrot ne se donnait-il la peine de feuilleter cet ouvrage vraiment monumental de Sprengel, où l'immensité de l'érudition n'est surpassée que par la justesse des aperçus. Il y aurait vu (T. II, p. 191) que les Nestoriens, secte chrétienne qui se répandit au ve siècle en Orient, cultivèrent avec éclat l'art de guérir, et qu'à Edesse, en Mésopotamie, les élèves apprenaient la médecine pratique dans un hospice public. Voilà, je pense, la première école vraiment digne de ce nom, et qui doit absolument figurer dans une histoire de la médecine clinique. Malheureusement, persécutés par l'intolérance de Théodore II et de Zénon l'Isaurien (431-489), les Nestoriens furent obligés d'abandonner Edesse et de se disperser dans le royaume de Perse.

M. Parrot aurait pu voir, dans le même Sprengel, comment le christianisme et ses moines abrutirent le monde, comment des thaumaturges et autres bateleurs firent de la médecine une exploitation sordide, comment les statues, les temples, les bibliothèques furent brisés, ruinés, brûlés, par ces sectaires qu'on nous représente comme les sauveurs du genre humain : comment enfin, pendant plus de mille ans, l'orthodoxie religieuse asservissant le monde, barra le passage à la science. « Le triomphe du christianisme, dit Condorcet, fut le signal de l'entière décadence et des sciences et de la philosophie (1). »

C'est parmi les aveugles païens qu'il faut aller chercher les traces d'une première renaissance, d'un premier réveil ; et l'humanité doit une éter-

1. Condorcet. *Progrès de l'esprit humain*, 5e époque.

nelle reconnaissance aux Arabes sectateurs de Mahomet qui, pendant plusieurs siècles, sauvegardèrent et accrurent les conquêtes intellectuelles incompatibles avec la barbarie des chrétiens. De Bagdad à Cordoue, la splendeur des sciences, des arts et de l'industrie, contrasta singulièrement avec la grossière ignorance et la misère des populations occidentales et catholiques.

Al Mansor, le second des Abbassides, qui fonda, non pas seulement l'école, comme le dit M. Parrot, mais bien la *ville* de Bagdad, appela, pour y diriger l'hôpital et la clinique, non pas Mésuê (1), mais un Nestorien, Georges Baktischwah (772). Plus tard, ces écoles cliniques se multiplièrent parmi les Arabes qui les établirent jusqu'en Espagne, à Cordoue, à Séville, et dans d'autres cités moins importantes. Les noms de Rhazès, d'Avicennes (2), d'Averrhoës (3), suffisent à les illustrer.

Il faut arriver jusqu'en 1578 pour trouver en Europe la première école de ce genre. C'est à la ville de Padoue qu'en revient l'honneur. Dans le siècle suivant se fondent les universités d'Utrecht, et de Leyde. En 1715, une école clinique est installée à Rome avec grandes pompes et cérémonies : une autre à Edimbourg, en 1720.

Enfin, en 1745, Van Swieten, le fameux com-

(1) Mésuê vivait sous Aroun-al-Raschid, petit-fils d'Almanzor.

(2) Mort dans le Korazzand 1036).

(3) Vécut à Cordoue; mort à Maroc en 1211.

mentateur de Boerhaave, nommé par Marie-Louise président perpétuel de la Faculté de médecine de Vienne, y établit une école clinique à la tête de laquelle il plaça Antoine de Haen (1753).

A la mort de ce dernier, Maximilien Stoll lui succéda. Il était né en 1742, à Erzingen, en Souabe, d'un père barbier, qui l'emmenait, dès son enfance, visiter ses clients. Le jeune Maximilien fut peu séduit par la vue du sang et des chairs tranchées, et, sur ses instances, il obtint de son père d'être placé chez les jésuites de Rotweil. Ceux-ci, flairant un homme intelligent, l'embauchèrent dans leur troupe.

En 1761, Stoll fut envoyé dans le Tyrol, à Hall, pour y enseigner le grec. Un événement fortuit le tira du guêpier.

« Vicq d'Azyr raconte, dit M. Parrot, qu'un jésuite, ami de Stoll, au moment de mourir, le fit appeler et lui révéla ce qu'on était convenu de désigner sous le nom de *dispositions secrètes* de l'ordre : dispositions que j'appellerai honteuses et coupables. Stoll, jusque-là, n'avait vu que le côté littéraire. Aimant la lumière, il s'était tourné vers elle : il ignorait les menées de l'ombre. Aussi, quand, passant la tête à travers la porte entrebaillée, il vit le gouffre, il retira sa face indignée, et rompant le pacte, échappa au monstre qui avait failli le dévorer. »

Passage éloquent, qui prouve à M. Parrot lui-même qu'il faut absolument se passionner pour trouver des accents émus. Du reste, cela ne s'est plus représenté dans le cours de la leçon. Il avait cependant beau jeu en nous contant l'histoire de Schiller, qui, contrairement à Stoll, de médecin devient poëte, et l'un des plus grands de l'Allemagne, parce qu'il chanta la patrie et la haine des tyrans.

Stoll, en quittant les jésuites, revint à la médecine. Reçu docteur à Vienne, en 1772, avec éclat, il s'y fixa, s'y maria, et, à la mort de De Haen, lui succéda dans la chaire de clinique (1776). Sa vie n'offre d'ailleurs rien de remarquable. Après un enseignement de douze années, il mourut presque subitement d'accidents cérébraux, à l'âge de quarante-six ans (1788).

La clinique de Vienne reçut de son passage un éclat considérable. De nombreuses écoles se fondèrent partout. On sait cependant qu'en France c'est en l'an III seulement que la Convention décréta l'établissement de trois chaires de clinique officielles.

Les ouvrages de Stoll sont relativement peu nombreux. Les principaux sont le *Ratio medendi* ou médecine pratique, et le *Traité des fièvres;* puis des mémoires divers et des commentaires sur les amphorises de Boerhaave.

Le *Ratio medendi* renferme l'exposé de sa pratique et de ses idées. Chaque partie commence par l'histoire des conditions météorologiques de l'année dans laquelle il a observé. Excellente méthode assurément: Stoll a pressenti l'importance de la *mésologie* ou science des milieux créée par Aug.

Comte. Seulement, au lieu de se borner à constater les faits, il se lance dans l'hypothèse; de là ses constitutions médicales et les complications bilieuses.

M. Parrot nous dit que sous le nom de matières bilieuses Stoll entendait des amas de crudités et de saburres amères et jaunâtres adhérant aux premières voies, mais presque jamais dues à la bile.

Le fait, c'est que le professeur de Vienne désigne cela sous le nom d'*humor biliformis*, laquelle, sans être formée de bile pure, doit pourtant à celle-ci ses propriétés malfaisantes. Qu'il ait décrit sous le nom de pneumomies bilieuses de simples embarras gastriques, cela ne fait pas de doute; mais il croyait à de véritables pneumonies, puisqu'il dit expressément que l'humeur bilieuse portée au cerveau, à la gorge, au poumon, peut y déterminer le délire, l'angine, la pneumonie, etc.

J'ai lu attentivement, à ce propos, l'article que dans sa *Pathologie générale* (1) M. Monneret consacre à l'état bilieux. D'après l'éminent professeur, il paraît constant que la plupart des pneumonies bilieuses de Stoll étaient des pneumonies avec ictère. M. Monneret nous paraît d'ailleurs s'efforcer en vain de séparer de l'ictère proprement dit un certain état bilieux qu'il caractérise en somme par les mêmes phénomènes, étant amené à reconnaître lui-même de nombreux points de contact. Du reste,

(1) Monneret. *Pathologie générale*, t. II, p. 192.

il pose sagement un point d'interrogation, déclarant que nos connaissances sur le passage de la bile dans le sang ne sont pas assez précises.

Stoll n'y met pas tant de réticences : il a sa matière bilieuse collée dans l'estomac des malades ; de là elle fait irruption partout ; donc il faut l'expulser : l'émétique arrive là tout à point. C'est depuis ce temps que dans le vulgaire on parle à tout propos de se nettoyer comme il faut et purger l'estomac de la bile qui l'embarrasse. La théorie des évacuants n'est plus aussi simple : c'est qu'on ne se paye plus de mots comme autrefois.

Quant aux médicaments dont le médecin de Vienne aurait enrichi la thérapeutique, l'opium, le quinquina, l'émétique étaient fort employés par ses contemporains ; il a introduit et vanté beaucoup l'arnica, qui n'a pas fait fortune.

A propos du rôle attribué par Stoll à l'estomac dans les maladies, M. Parrot a cité plusieurs noms illustres à travers les âges : Paracelse, Rabelais, Van Helmont ; plus tard Broussais, et enfin de nos jours M. Beau, qui fait remonter aux dyspepsies l'origine d'un grand nombre d'affections. Rabelais n'avait là rien à voir, car le passage consacré dans Pantagruel à Messer Gaster, *premier maître ès arts du monde*, se rapporte tout entier au rôle de l'estomac physiologique, organe de la faim et non cause des maladies.

« Au mandement de Messer Gaster, tout le ciel tremble, toute la terre bransle. En quelques compagnies qu'il soit, tousjours va devant, y fussent rois, empereurs, voire certes le pape. Les poissons, balaines et monstres marins, sortir il fait du bas abysme, les loups jecte hors des bois, les regnards hors les tennières... Et tout pour la trippe (1). » Ce « et tout pour la trippe, » qui revient en manière de litanies dans tout le morceau, prouve assez de quoi il s'agit.

Dirons-nous pour finir, avec l'orateur, que Stoll fut un grand médecin? Non, mais un bon médecin, ce qui est tout différent : je me suis expliqué plus haut.

M. Parrot n'a pas jugé ses doctrines, parce que lui-même n'avait pas de criterium, ainsi qu'il a paru par cette conférence ; sans quoi il eût été frappé de la phrase par laquelle j'ai commencé cet article, phrase qui montre assez que Stoll estimait avant tout l'observation de la nature et des faits. Par malheur, subissant les idées régnantes, il se laissa dominer par l'hypothèse et ne fit qu'apporter à la médecine son tribut d'erreurs. Il fut de tous les systèmes et de toutes les écoles, et son exemple prouve une fois de plus que l'éclectisme n'a jamais enfanté que le médiocre ou l'absurbe.

(1) Pantagruel, liv. IV, ch. 57.

V

RIOLAN. — M. Le Fort.

1577-1657.

Origines de la Faculté de médecine. — L'ancienne Université. — La rue du Fouare et la Bièvre. — Premières poursuites pour exercice illégal. — Les examens. — Routine et immobilisme de la Faculté. — Les médecins de Molière sont des portraits et non des charges. — L'association générale nous reporte à cette antique et funeste corporation. — Riolan, type du réactionnaire, bien jugé par M. Le Fort. — La maison du coin de la rue de la Bûcherie. — Théophraste Renaudot. — Riolan, dénonciateur. — Ses ouvrages : nulle découverte importante. — Son traité *De genitalibus partibus*. — Le bouquet de Riolan. — Calvin et Servet. — Décadence du monopole. — La liberté de l'enseignement proclamée : succès de M. Le Fort.

Il y a eu de tout temps des hommes favorisés de la fortune qui, sans avoir jamais rien fait de remarquable, ont trouvé le moyen de passer à la postérité : gens pour la plupart à l'esprit étroit, au caractère bas et envieux, inventés par la faveur et soutenus par elle. Rattachés de toutes parts aux coteries officielles, orthodoxes en religion comme en politique et en philosophie, et par contre ennemis de tout progrès et de toute réforme : mais aussi comblés de tous les bénéfices et de tous les honneurs qui pleuvent dru comme grêle sur ceux qui les mendient. Quand on les rencontre, on leur doit et on se doit à soi-même de les clouer au pilori de l'histoire et de les stigmatiser, car ils enseignent, par leur exemple, la bassesse et l'intrigue : ce sont moyens de parvenir; aussi ont-ils fait école.

Maître Jean Riolan fils est un de ces hommes.

« Adversaire de Harvey et de Pecquet, dit M. Le Fort, défenseur aveugle des anciennes prérogatives de la Faculté de médecine, il fut le type de ces gens qui considèrent comme un droit sacré les priviléges dont ils profitent. » Aussi le nom de Riolan n'a-t-il été pour l'orateur qu'un prétexte à une causerie fort intéressante, souvent spirituelle, dans laquelle il a fait connaître à un auditoire attentif et charmé l'organisation de l'ancienne Faculté, ses querelles avec Montpellier et Théophraste Renaudot : le tout exposé naturellement, sans prétention, parfois même dans un style un peu négligé. Mais, somme toute, le succès a été grand et mérité, et je n'ai ni la possibilité ni l'envie de le nier, surtout après la franchise et l'énergie de la déclaration par laquelle M. Le Fort a terminé sa leçon.

A quelle époque remonte la Faculté de médecine de Paris ? Il m'a paru intéressant de le rechercher et de me convaincre, après beaucoup d'autres, que ses origines se perdaient dans la nuit des temps, c'est-à-dire qu'on ne trouvait rien de précis avant le XIIIe siècle, les documents sur ce sujet ayant été perdus.

Cependant, cette Faculté n'était elle-même, comme elle est encore aujourd'hui, qu'une des branches de l'Université de Paris. Or, les premières traces de celle-ci remontent à l'an 774, où Charlemagne ayant ramené de Rome Marc Pisan et quelques autres professeurs, voulut que l'étude des arts libéraux, jusque-là confinée dans les colléges de moines et d'évêques, fût publique et ouverte à tous (1). Cette fois encore il fallut enfoncer la porte et contraindre ces *bons religieux* à céder un peu de leur monopole.

Puis tout cela se perdit dans les dissensions et les guerres qui suivirent le règne de Charlemagne. Au XIIe siècle l'Université, peu à peu, a repris tout son éclat. Déjà tout ce côté-ci de l'eau est encombré de colléges, de docteurs et d'écoliers : une nouvelle ville se fonde, et, en 1190, Philippe-Auguste fait enceindre de murs toute cette partie qui s'étend du Petit-Pont à Sainte-Geneviève.

Ces murailles contournaient la montagne, partant de la Tournelle (à peu près l'emplacement de

(1) Du Boullai., *Historia Universitatis Parisiensis*, t. I.

la halle aux vins). D'ailleurs c'était quelque chose comme le Paris annexé actuel, moitié ville, moitié campagne. Toute la côte était plantée d'arbres, semée d'herbe et de gazon : rien n'y manquait, paraît-il, pour en faire un site enchanteur, si bien qu'un poëte du temps célèbre en vers ces merveilles agrestes. On y voit même figurer agréablement le petit fleuve de Bièvre, *fluviolus Bievrius*, qui inspire au poëte en question, Jean de Hauteville, toute une longue tirade (1) :

Rivulus exultat, conflictatisque sussurrat
Ludus aquæ, ripasque joco pulsante lacessit !

C'est bien le cas de s'écrier : *Quantum mutatus ab illo... fluviolus !* Enfin, il est bon de savoir ce que fut ce petit fleuve qui charma nos prédécesseurs et qui n'est plus maintenant qu'un affreux égout.

Quoi qu'il en soit, c'est en 1271 que la Faculté de médecine commence à constituer un corps dans l'Université, et à prendre un sceau (2) : avant, elle était confondue ou comprise dans la *physica*, branche de la philosophie, branche elle-même de la famille des *arts*.

En 1352, elle obtient du roi Jean des lettres patentes dans lesquelles elle est positivement désignée sous le titre de *Faculté de médecine de l'Université de Paris*. Ces lettres sont dirigées contre

(1) Du Boullay, *loc. cit.*, t. II, p. 482.
(2) *Id.*, p. 572.

« les gens ignares, hommes ou femmes, de la ville ou de la campagne, apothicaires ou herboristes, prescrivant des remèdes ou des potions, et administrant aux Parisiens de la ville et des faubourgs des lavements beaucoup trop laxatifs, *clysteria multum laxativa* (1) (*sic*). » C'est le commencement de la guerre qui dure encore aujourd'hui sans avoir produit aucun résultat.

Un fait important que nous apprend du Boullai dans son immense compilation, et que je n'ai pas trouvé signalé dans le très-intéressant livre de M. Maurice Raynaud (2), c'est qu'en 1436, la Faculté n'avait pas encore conquis toute son importance, puisque le grade de bachelier en médecine n'était pas reconnu dans l'Université. A partir de cette époque il fut compté, et les bacheliers en médecine jouirent des mêmes priviléges que les bacheliers en théologie, ès arts ou ès droit canonique (3).

Voyons maintenant, avec M. Le Fort, quelle était l'organisation de la Faculté à l'époque où parut Riolan, organisation qui se trouve être la même qu'en l'an 1300; car, plus d'une fois dans le cours de cet article, nous aurons l'occasion de faire remarquer l'esprit de routine et d'immobilisme de ce vieux et peu respectable corps.

Jusqu'au XVIIe siècle, pas d'amphithéâtre ni de

(1) Du Boullai, t. IV, p. 672.
(2) *Les Médecins au temps de Molière.*
(3) Du Boullai, p. 894, t. IV.

local spécial. Pour les cours, le quartier Saint-Jacques et la rue du Fouare, et des bottes de paille pour s'étendre. Pour les actes publics et les examens, une église ou un cloître, Notre-Dame, Saint-Julien-le-Pauvre, ou les Mathurins.

Car les médecins, longtemps ecclésiastiques ou chanoines, tenaient de l'Église, et, comme toute l'Université, relevaient du pape. Bien plus, jusqu'en 1454, où le cardinal d'Estouteville supprima cette clause ridicule, ils étaient astreints au célibat, quoique non prêtres.

Le premier grade conféré était, comme nous l'avons vu, celui de bachelier. Il fallait avoir 25 ans accomplis et deux ans d'étude. L'examen durait une semaine. Puis, dans le cours des deux années suivantes, et quoique bacheliers, les candidats, pour être admis à subir les épreuves de la licence, devaient soutenir d'abord les *thèses quodlibétaires*, c'est-à-dire sur un sujet à leur choix; puis les *thèses cardinales*, ou mieux du cardinal (instituées en l'honneur du cardinal d'Estouteville cité plus haut). On disputait de cinq heures du matin à midi, argumenté d'abord par les bacheliers présents, puis par neuf docteurs, puis enfin par tous les assistants de bonne volonté. Le pire, c'est que dans une salle attenante étaient servis, aux frais du candidat, du vin et des rafraîchissements pour tous ses adversaires (1).

Ces thèses passées, la licence n'était plus guère

(1) V. M. Reynaud, ouv. cit. chap. Ier.

qu'une formalité. Les aspirants faisaient une visite au chancelier de l'Université, qui était un des chanoines de Notre-Dame. Ils lui demandaient de fixer le jour pour la cérémonie et le repas (il y avait toujours un repas dans ces solennités), et successivement ils se rendaient chez tous les docteurs de la capitale pour les inviter.

Le jour dit, on se rendait à la grande salle de l'archevêché, et là, tête nue et à genoux, les néophytes recevaient du chanoine chancelier cette fameuse bénédiction, source de tant de querelles, et que je transcris tout au long, d'après M. M. Raynaud :

Auctoritate sanctæ sedis apostolicæ, qua fungor in hac parte, do tibi licentiam legendi, interpretandi et faciendi medicinam, hic et ubique terrarum, in nomine Patris, et Filii et Spiritus sancti.

Puis, en manière de délassement, on argumentait sur quelque sujet intéressant comme, par exemple : *An qui mel et butyrum comedit, sciat reprobare malum et eligere bonum?* De même qu'aux thèses quodlibétaires, on traitait des questions comme celles-ci : Les bâtards ont-ils plus d'esprit que les enfants légitimes? — Faut-il tenir compte des phases de la lune pour la coupe des cheveux? etc.

Après cela, le doctorat n'était plus qu'une affaire de formalités et de dîners. On lisait au candidat trois formules de serment auxquelles il répondait inévitablement : *Juro.* Le reste comme dans Molière (V. le *Malade imaginaire*) : ce n'est pas une charge, comme on pourrait le croire, c'est une copie fidèle.

Mais la Faculté n'était pas seulement un corps enseignant, c'était avant tout un corps professionnel, tous les docteurs en faisant partie : d'où vient cette manière de parler qui n'a plus de raison d'être, mais qui était alors justifiée, comme lorsqu'on dit : la Faculté ordonne ceci, la Faculté ordonne cela. Il convient donc de l'envisager sous ce rapport ; c'est un point de vue intéressant et plus actuel qu'on ne suppose : aussi me permettra-t-on d'y insister un peu plus que M. Le Fort n'a pu le faire.

En l'an 1300, on comptait seulement à Paris trente et un docteurs ; en 1600, cent vingt. Tous ces hommes, réunis en coterie indissoluble, munis de priviléges de toutes sortes, gonflés d'orgueil et de vanité impuissante, formèrent successivement pendant cinq siècles et plus l'association la plus redoutable à la science et au progrès. M. Raynaud s'efforce de les disculper ou plutôt de les excuser, et cependant il écrit la phrase suivante, que je cite, ne pouvant dire mieux : « elle (la Faculté) sacrifia la chirurgie à de mesquines colères : elle proscrivit la circulation du sang, parce que celle-ci venait d'Angleterre ; l'antimoine parce qu'il venait de Montpellier ; le quinquina, parce qu'il venait d'Amérique, trois actes de réaction insensée et stérile qui la rendirent l'objet de la risée publique. »

Elle l'est encore aujourd'hui, et elle le sera

tant que le corps médical n'aura pas compris qu'il faut renoncer à tout monopole, à toute routine; qu'il faut faire de la médecine moins une profession qu'une science; qu'en outre, il faut laisser à chacun la liberté de se soigner à sa guise et ne pas diriger contre les dissidents et charlatans des poursuites qui ne font que mettre ces derniers plus en relief. En ce temps-ci, on ne s'affirme plus par des condamnations, mais par des actes. Et il est vraiment lamentable de voir que sous le nom d'*Association générale* on essaye de réorganiser une immense coterie dont l'un des moindres résultats serait de nous ramener au bon temps des Riolan et des Guy Patin, et de ressusciter sous un nom moderne une des institutions les plus déplorables de l'ancien régime, la corporation.

Et veut-on savoir jusqu'à quel point d'impudence était poussé l'esprit de routine et de réaction dans ce rassemblement d'ilotes pompeusement décoré du nom de Faculté ? Ecoutez Riolan, répondant à Courtaut de Montpellier et prononçant le panégyrique des docteurs ses collègues.

« D'abord, dit-il, c'est une compagnie d'un temps immémorial, composée de gens vertueux, pieux et charitables, amateurs du bien public, qui se sont volontairement assemblés pour former un collége ou une école sous une même discipline, vivant comme des religieux, pour lors n'étant point mariés. » Admirez un peu ce style de sacristie! « Il ne meurt pas un médecin, ajoute-t-il, qu'il n'ait un service solennel auquel tous sont obligés d'assister ; de plus, ils ont toujours refusé leurs degrés à ceux qui n'étaient de la religion catholique : s'ils en ont reçu quelques-uns, ç'a été par la violence des temps, par la force des magistrats, ou par surprise (1). »

Comme on sent là un homme qui vous aurait brûlé son hérétique, le cas échéant ! Et qu'on ne vienne pas arguer de l'époque et du peu de lumières : cela s'imprimait en 1651, entre Bacon et Descartes !

Riolan, en effet, était né en 1577, du moins celui qui nous occupe ; car son père, nommé Jean Riolan Ier, fut aussi un médecin distingué, et obtint, en 1586, les honneurs du décanat. Il composa même tout un énorme volume qui fut publié en 1620 par son fils, volume considérable, au moins par le nombre des matières. On y trouve des traités complets sur l'*anatomie*, sur les *facultés de l'âme*, le *libre arbitre*, la *pathologie*, sur l'*origine des choses*, les *maladies de matrice*, la *physiologie*, la *chirurgie*, etc. C'était, du reste, un homme considérable dans la Faculté, et tout à fait en position d'aplanir, pour son fils, la route de la fortune et des honneurs.

Ce dernier sut en profiter, et tout d'abord un tour de faveur l'introduisit dans le sanctuaire. Il y avait alors ce qu'on appelait l'*archidiacre des*

(1) Riolan, *Curieuses recherches sur les Ecoles de Paris et de Montpellier*.

écoles, manière de prosecteur chargé des dissections et des répétitions d'anatomie. La Faculté avait accordé aux écoliers le droit de nommer l'archidiacre au suffrage universel : pourtant, si un bachelier se présentait, il devait être élu de préférence. Riolan, quoique bachelier, déjà querelleur et envieux, ne fut pas nommé. Mais, grâce à ses nombreuses protections, à ses relations de famille, l'élection fut cassée, et il eut la place : première faveur. « En 1607, dit M. Le Fort, il fut reçu docteur avec exemption des droits : seconde faveur. » Tout cela, c'est encore de l'actualité.

En 1608, il publia son premier ouvrage sous le titre de *Scolæ anatomicæ*. A cette époque, les leçons se faisaient, comme nous l'avons vu, dans la rue. Riolan, pour ses cours d'anatomie, voulut avoir un amphithéâtre. Or, il paraît que Charles IX avait concédé à la Faculté le droit de se faire payer soixante écus d'or l'admission au grade de licencié, cet argent devant être consacré à la construction d'un local convenable pour l'installation et les cours de ladite Faculté.

Riolan réclama l'amphithéâtre ou l'argent. Faisant pour la seule fois de sa vie acte d'indépendance, il envoya l'huissier. La Faculté fut contrainte d'avouer qu'elle avait tout dépensé, et enfin le doyen lui fit entendre raison.

« Mais, ajoute M. Le Fort, cela sert toujours à quelque chose de réclamer. Deux ans après, on fit l'amphithéâtre. La maison qui fait le coin de la rue de l'hôtel Colbert (alors *rue des Rats*) et de celle de la Bûcherie parut convenable pour cet effet. Le 20 juin 1608, une lettre patente d'Henri IV expropria pour *cause d'utilité publique* le bourgeois qui en était propriétaire : première expropriation dans une ville qui devait en voir bien d'autres ! »

La maison existe encore actuellement, occupée par un établissement qui porte l'estampille de la préfecture de police. C'est là que Riolan, nommé professeur d'anatomie et de botanique, inaugura son enseignement l'an 1622.

Il professa jusqu'à l'âge de soixante-quatorze ans, où ayant enfin donné sa démission, il fut remplacé par Guy Patin. Dès 1641, il avait été opéré de la pierre avec succès. En 1657, il mourut des suites d'une rétention d'urine à l'âge de quatre-vingts ans.

Que reste-t-il de cet homme? Une réputation usurpée, aucun titre sérieux. Nous avons déjà donné une idée de ses opinions orthodoxes. Voici qui complète le tableau. C'est le début de son *discours sur les voies lactées*, à propos de la découverte de Pecquet :

« Tacite se plaint, dit-il, que les temps sont rarement heureux où chacun peut avoir les sentiments tels que bon lui semble. Trop heureux alors sont les nôtres, puisqu'il est permis à chacun, sans que les lois y pourvoient, de produire et mettre au jour toutes les opinions erronées et pernicieuses que son caprice lui fournit, tant en religion qu'en médecine. »

Voilà l'homme. Du reste, il est logique en combattant les grandes découvertes de son temps :

religion, routine et réaction ont toujours marché de pair. Nous avons encore des Riolan.

Aussi est-il le chef, pour Paris, de la grande lutte avec Montpellier, dont M. Le Fort nous a esquissé la peinture. Une homme célèbre dans les fastes d'une foule d'industries, le médecin Théophraste Renaudot, né à Montpellier en 1580, trois ans après Riolan, était venu, en 1612, s'établir à Paris. Il avait eu la chance de faire la rencontre et la connaissance du fameux père Joseph, l'âme damnée de Richelieu, et par son entremise, il s'était fait nommer médecin du roi : titre protecteur qui lui servit pendant longtemps d'égide contre la Faculté ; car il était docteur de Montpellier seulement, grave affaire, comme nous verrons.

Il s'installa dans la Cité, rue de la Calandre, à l'enseigne du *Grand Coq*. Tout d'abord il inventa le *bureau d'adresse* où l'on trouvait des renseignements pour toute espèce de choses, marchandises, argent, domestiques à placer, etc. Puis, peu après, un *mont de piété* à l'instar de ceux existant déjà en Italie. Il prêtait à raison de 3 p. 100 sur les hardes et objets quelconques. Ce fut une véritable institution philanthropique, à cette époque d'usure effrayante exercée par les Lombards et les juifs. Enfin, il était chimiste, et fonda un laboratoire où les élèves de la Faculté de médecine pouvaient venir s'exercer aux manipulations : établissement unique dans son genre à cette époque (1).

(1) V. Raynaud, ch. v, et Roubaud, *Vie de Renaudot*.

Mais ce n'est pas tout, et nous n'apprendrons rien à personne en rappelant que Théophraste Renaudot est le créateur de la presse périodique en France, et l'inventeur de cette antique feuille qui s'appelait simplement la *Gazette*, et qui maintenant s'intitule : *Gazette de France, 235e année*. Du reste, elle paraît bien son âge.

A cette longue énumération, il faut joindre l'établissement de *consultations gratuites* pour les pauvres qui trouvèrent aussi leur place dans cette maison sans fond de la rue de la Calandre.

Tant d'institutions subversives qui, tout en rendant bon profit à l'inventeur, étaient de véritables bienfaits pour la population parisienne, ne pouvaient trouver grâce devant cette antique et inutile machine qu'on appelait la Faculté de Paris. Elle fit un procès à Renaudot et aux médecins de Montpellier qu'il employait, pour exercice illégal de la médecine : toujours le même refrain.

Elle perdit, et Richelieu, protecteur de Renaudot, répondit, à ce qu'il paraît, au doyen qui lui faisait sa dénonciation : « *Faites mieux que M. Renaudot.* » Ce qui me paraît être encore actuellement le vrai mot de la situation.

Quelque temps après, en effet, la Faculté institua également des consultations gratuites.

Mais Richelieu mourut. Nouveau procès. Condamné cette fois devant le Châtelet, Renaudot en appela au Parlement, et la Faculté de Montpellier se porta partie dans la défense. Elle était, en effet, directement intéressée dans l'affaire, soutenant avec raison que ses docteurs ayant reçu également le droit de pratiquer *urbi et orbi*, personne ne pouvait les empêcher d'exercer à Paris, certainement compris dans cette formule.

Quoi qu'il en soit, Renaudot et Montpellier furent condamnés le 1er mars 1644.

En octobre suivant, Courtaut, doyen de Montpellier, prononça l'éloge de cette Faculté, dont l'origine, d'après lui, serait aussi ancienne que le monde. C'est en réponse à cet éloge que le vindicatif Riolan, non content de la condamnation officielle du Parlement, publia ses *Curieuses recherches*, dont nous avons déjà parlé. C'est un ignoble pamphlet qui n'allait rien moins qu'à dénoncer la Faculté de Montpellier comme peu orthodoxe, à cause de ses antiques accointances avec les Arabes musulmans. Riolan jouait là un rôle qui, dans le langage vulgaire actuel, est flétri d'un nom énergique, traduit académiquement par le mot *dénonciateur*. On y trouve des phrases comme celle-ci, qui rappellent tout à fait la manière de certains journalistes modernes. « Voilà, dit Riolan, parlant de son adversaire, les rêveries et folies d'un homme insensé, qui mériterait plutôt d'être étrillé en chien *courtaut*, tourne-broche d'une cuisine, d'autant qu'il n'a pas le jugement de comprendre les réparties qu'on pourrait lui faire (1). »

Je pense qu'en voilà assez pour juger l'homme. Voyons maintenant le savant.

1 *Curieuses recherches*, p. 14.

L'anatomie était déjà en bonne voie lorsque parut Riolan. Il suffit de citer Sylvius, Vésale, Fallope, Eustachi, Arantius, Varole, Bauhin, autant de noms dont chacun rappelle une découverte. Fallope a sa trompe, Eustachi sa valvule, Varole sa protubérance, Bauhin aussi sa valvule; il est vrai que Riolan a le *bouquet;* mais nous verrons en quoi il consiste.

Vésale surtout domine tout ce XVIe siècle, et d'autant plus calomnié qu'il fut plus grand. Sylvius, son maître, ne peut lui pardonner d'avoir contredit Galien, et bientôt furieux, il l'accable d'invectives, ne dédaignant pas même de jouer sur les mots, l'appelant *Vesanum* plutôt que *Vesalium.* Riolan trouve cela très-drôle. Puis, mêlant le plaisant au sévère, il rapporte, d'après des *on dit,* que Vésale pourrait bien s'être laissé aller à disséquer un homme vivant (1).

On a beaucoup vanté l'amour de Riolan pour la science et pour l'anatomie. Mais, pour lui, la science se réduisait manifestement à la *connaissance* des anciens, qui suffisent à tout, et à de vaines disputes de mots, comme aux beaux jours de la scolastique. On parle souvent de Bacon et de l'inauguration de sa méthode, sans se faire une juste idée de l'immensité des services qu'il a rendus en faisant appel à l'expérience. Or, voici en quoi consistait la méthode contraire, qui dura tout le moyen âge. En 1672, un nommé F. Bazin

(1) *Anthropographia* (1626), p. 49.

soutient une thèse contre la circulation, et argumente ainsi : Le mouvement circulaire étant parfait, ne convient qu'aux corps simples, comme les astres. Or, le sang n'est pas un corps simple; donc, le mouvement circulaire ne peut convenir au sang! et ainsi de suite (1).

Pour Riolan, c'eût été le *nec plus ultra*. Il est vrai qu'il disséqua, mais moins pour voir par lui-même que pour ne pas abandonner aux barbiers le monopole des dissections et pour « tenir son rang. » Il a soin d'ailleurs de s'excuser de ces publiques *escorcheries*.

En 1610, il publie les œuvres de son père, dont nous avons déjà parlé. En 1614, son *Osteologia*. Quatre ans après, il donne son grand ouvrage *Anthropographia*, dont une nouvelle édition parut en 1626.

En 1628, elle est traduite en français par Pierre Constant. Enfin, en 1649, nouvelle et dernière édition latine.

En 1628, il avait fait imprimer une petite brochure sur l'existence des géants, la *Gigantologie*. Ajoutons, pour être complet, qu'il donna en 1656, sous le titre d'*Enchiridium*, un abrégé de son grand ouvrage d'anatomie.

Cet ouvrage, en effet, est considérable, et l'érudition y est répandue à flots. Mais de grandes découvertes, point. Et cependant, combien en restait-il à faire !

1 M. Reynaud, ouv. cit., p. 171.

Il est divisé en sept livres. Le premier contient une dissertation sur l'homme et les animaux en général, puis une histoire de l'anatomie. Aristote et Galien y sont loués outre mesure. Quant aux modernes, ils sont au contraire assez mal menés, excepté Sylvius, qui, lui au moins, n'a pas contredit Galien; Vésale est mentionné dédaigneusement.

Un chapitre spécial est consacré à la discussion de cette question, savoir : Si l'on peut disséquer des hommes vivants. Il cite des exemples, et à ce propos il rapporte comme une chose toute naturelle une horrible fable, suivant laquelle Michel-Ange, pour peindre la mort du Christ, aurait de ses propres mains fait périr un homme en croix! Du reste, il ne m'a pas paru se prononcer pour l'affirmative aussi nettement que l'indique Portal (1). « D'aucuns pensent, dit-il, qu'il n'y a pas de cruauté, comme on voudrait le faire croire, à disséquer vifs les condamnés pour chercher et trouver un remède aux maux des hommes. »

Voilà tout ce qu'il en dit : c'est déjà trop.

Le *second livre* entre de plain-pied dans le sujet. On y trouve la description de la *peau*, puis de l'*abdomen* et de la plupart des viscères contenus dans cette cavité. Là se rencontre sa principale découverte, celle des appendices graisseux du colon! Certainement rien n'est à dédaigner en fait

(1) Portal, *Histoire de l'anatomie et de la chirurgie*, t. II, p. 281.

de science, mais je demande si c'est là un grand titre de gloire. Et pourtant on ne peut guère citer que celui-là qui lui appartienne en propre. Par contre, c'est dans ce même livre qu'il annonce qu'en soufflant dans la veine ombilicale on insuffle les autres veines et artères du corps, lesquelles s'anastomosent toutes ensemble !

Puis vient la fameuse dissertation *De genitalibus partibus*. J'ai toujours trouvé ridicule les hommes qui, ayant à parler sur ce sujet, débutent par toutes sortes de réticences et de *mea culpa* qui n'ont rien à voir avec la science; il n'y a lieu d'éloigner de cette étude que ceux à qui l'âge interdit encore la connaissance approfondie de ces parties. Mais si l'auteur, sous prétexte d'anatomie, introduit là force histoires plus qu'égrillardes, c'est tout différent : il a raison de mettre une étiquette à sa marchandise et de s'écrier, comme Riolan : *Abite hinc, casti !* Le mieux, ç'eût été de ne pas se mettre dans une pareille situation.

Mais notre homme n'a garde de prendre pour son compte tous les détails lubriques dans lesquels il se complait. En toute chose, il se met à l'abri derrière une autorité quelconque, Galien, Aristote, ou autre. Ici, c'est sous l'égide du *bon Dieu* lui-même qu'il se réfugie ! Car, dit-il, dans l'argument du chapitre XXX, on a toute licence pour traiter ce sujet, *nam veteres pro sacris habuere partes genitales* et *Deus benedixit istis partibus !*

Rassuré par cette bénédiction, il va de l'avant, sans crainte ni réticences. Ainsi, pour les curieux, il donne *præcipua nomina virgæ virilis* (1). Il commente certain dicton populaire qui s'est transmis jusqu'à nous et qui remonte tout simplement à Aristote, à savoir : *partium genitalium cum capite, penis cum naso consensus*. Et il donne son opinion : *Nasus correspondet peni : quibus longus et crassus eadem penis forma. Aristoteles, lib. I de Hist. animal., cap. 9*.

Il admet, comme tous les anatomistes de son temps, l'existence de l'*hymen*, qui ne fut nié que postérieurement. A ce propos, il laisse échapper cette bourde, que je cite sous le couvert de son orthodoxie : *quam membranam*, dit-il, *in Beatissima virgine ab obstetricibus inventam fuisse cum de ejus virginitatis dubitaretur* (2) !

Tout le reste est à l'avenant. Érudition, bons mots, anecdotes (et lesquelles !) rien n'y manque, excepté la science.

Dans le *troisième livre* sont décrits le thorax et la cavité thoracique. « L'histoire des mamelles, dit Portal, y est représentée avec *agrément*, précision et exactitude : par rapport à leur volume, il en a admis de trois espèces, les tétins, tétons et tétasses (3). » Le tout sous le couvert de saint Augustin ! Riolan se demande pourquoi l'homme a aussi des mamelles ; et devinez la raison qu'il en donne ? C'est, dit-il, afin que la femme, animal

(1) *Anthropographia* (1626), p. 262.
(2) *Idem*, p. 387.
(3) Portal, *loc. cit.*, t. II, p. 286.

vaniteux, *superbum animal*, ne puisse se glorifier de posséder un organe que la nature eût dénié à l'homme (1) ! Dans le langage du temps, j'aurais traité Riolan de brute stupide.

Dans ce même livre sont décrites les valvules de la veine azygos, déjà vues par Amatus Luzitanus.

Le *quatrième livre* est consacré à la description de la tête et ne contient rien de nouveau ni de remarquable.

Le *cinquième* renferme la myologie. C'est une histoire assez complète, mais qui n'est guère que la reproduction de l'ouvrage de son père, reproduction littérale même en certains endroits, ainsi que je m'en suis assuré. Quant au fameux *bouquet de Riolan*, il n'a jamais existé que dans le sens propre du mot, c'est-à-dire sur le tableau qui le représente et près duquel il est probablement, comme dit M. Le Fort, l'emblème de son titre de professeur des *herbes* ou de botanique. Pour les muscles qui partent de l'apophyse-styloïde, il ne fait que répéter la description de ses devanciers, si ce n'est qu'il fait naître de cette apophyse le *digastrique* et un certain ligament *stylo-maxillaire*, qui est tout de son invention. Le paragraphe qu'il y consacre renferme autant d'erreurs que de mots (2).

Le *sixième livre* traite du *fœtus*; le *septième* porte

(1) Riolan, *Anthr.*, l. III, *de mammis*.
(2) *Anthropographia*, p. 479.

le titre ambitieux d'*Ostéologie nouvelle*, qui n'est nullement justifié.

Un mot maintenant de la *Gigantologie*, qui passe pour une des œuvres les plus sensées de notre auteur. Vers l'an 1612, on découvrit dans le Dauphiné les gigantesques ossements d'un de ces animaux parfaitement connus maintenant pour avoir peuplé la terre dans des périodes antérieures à la nôtre, quelque mastodonte ou mégathérium, lequel mastodonte certaines gens s'imaginèrent être ni plus ni moins que le géant Teutobochus, roi des Cimbres et des Teutons, défait par Marius, comme chacun sait. L'anatomiste et chirurgien Habicot soutint ce dire. Plusieurs brochures furent échangées. Enfin, la dernière, publiée par Riolan en 1618, mit fin à la querelle.

Il commence par traiter des géants des *premiers âges*, ceux de la Bible; et cet homme sensé, mais catholique, n'a garde de les mettre en doute. Seulement, il réduit les mesures, de même que depuis on a allongé et transformé en siècles les jours de la création. Qu'il y ait eu des géants depuis, il le nie. Les os énormes, d'après lui, sont des fossiles. Or, on appelait ainsi des *pierres figurées*, c'est-à-dire sur lesquelles certains astres qu'on supposait avoir figure humaine, comme par exemple Orion, avaient imprimé leur image!

Ces fossiles, avec cette forme, peuvent aussi être engendrés de la terre directement. Quoi d'impossible? Toute l'Allemagne n'a-t-elle pas vu, dit-il, un enfant avec une vraie dent d'or! Enfin, ces grands ossements peuvent provenir aussi de quelque monstre marin à figure humaine, « vrais hommes de corps s'ils ne le sont d'esprit » Et à l'appui il cite Pline, Pausanias, et l'histoire de la jeune fille de cinquante coudées qui, d'après ce dernier, fut trouvée échouée sur la plage.

Je demande quel est le plus idiot, ou d'Habicot, qui croit au géant Teutobochus, ou de Riolan, qui croit à la *jeune fille marine* de cinquante coudées.

Après l'homme, voilà le savant. Et si je suis entré dans tous ces détails, que ne comportait pas la leçon de M. Le Fort, c'est que j'ai voulu, preuves en main, faire partager à tout un chacun la répulsion que j'ai tout d'abord éprouvée pour un homme qui fut dans son temps le plus aveugle défenseur de la routine et de l'autorité. Contre la grande découverte que le moyen âge a reculée de quinze siècles, il ne trouve rien de mieux que d'invoquer la rigueur des lois ; et dans son for intérieur, il admire Calvin brûlant Servet, tout en déplorant le malheur des temps qui laissent vivre Harvey et ses doctrines !

Il est encore des hommes qui pensent comme Riolan et Guy-Patin. L'orthodoxie scientifique a remplacé pour eux l'orthodoxie religieuse : hors de l'École, point de salut. Monopole de l'enseignement, monopole de la pratique, et guerre aux dissidents ! Tout est bien : la route est parcourue et la science est faite !

Ils ne voient pas, ces Pangloss, que leur édifice

est détraqué; les ais sont disjoints, le bois est pourri et les pierres se fendent; de toutes parts, la machine craque : vienne la moindre secousse, et ce ne sera plus que poussière et plâtras. Pas même des ruines!

M. Le Fort l'a compris, et il a osé le dire.

Deux salves d'applaudissements, et l'amphithéâtre était comble, ont acclamé l'orateur quand il s'est écrié en terminant : « Plus de monopole, liberté de l'enseignement; la libre concurrence, et à chacun selon son mérite! »

Nous prenons acte de ces paroles.

VI

JENNER. — M. LORRAIN.

1749-1823.

Histoire d'une grande découverte. — L'inoculation. — Son importance : la vaccine n'en est que le corollaire. — La Condamine. — Jenner. — Qu'est-ce que la vaccine? — La discussion de l'Académie et les vétérinaires d'Alfort. — Sacco et M. Depaul. — Les hôpitaux de Paris sont encore un foyer d'infection pour les varioleux.

M. Lorrain nous a paru trancher un peu légèrement, l'autre soir, une question des plus complexes, en annonçant qu'il allait faire l'histoire d'une grande découverte. Qu'est-ce qu'un grand inventeur et une grande découverte? Jenner et la vaccine sont-ils l'un et l'autre? Voilà la question. L'orateur nous a bien dit qu'on se fait généralement de ces choses une très-fausse idée, que le terrain était préparé quand son héros vint l'ensemencer, et du même coup le faire fructifier. Là, croyons-nous, était la vérité; il s'en est trop vite écarté. Et quand il proclame que si Jenner n'eût pas trouvé la vaccine, il eût trouvé autre chose, nous retournons sa proposition, disant que, si la vaccine n'eût pas été découverte par Jenner, elle l'eût été par un autre, et presque dans le même temps.

Que l'on connaisse un peu la marche et les progrès de l'esprit humain à travers les âges (l'ouvrage de Condorcet suffit à cette étude), et l'on se convaincra bientôt, avec l'école positiviste, de l'enchaînement irrésistible des faits et des idées concourant inévitablement à la marche des sciences; on verra que les grandes découvertes ne sont que la résultante des notions peu à peu acquises, et qu'en un mot, rien ne se fait de rien, pas même le monde.

Non pas que tout soit pour le mieux et concoure au but. Il y a des points d'arrêts; il y a des reculs, et déjà nous avons pu voir quelle funeste influence exerça trop longtemps le triomphe du monothéisme juif. Mais la loi générale n'en est point troublée, et il n'est pas au pouvoir d'un homme de le changer jamais, sans le concours des siècles. Copernic précède Galilée; Jean Huss, Luther; Rabelais est le précurseur de Voltaire : innombrables sont ceux de Jenner.

J'avoue qu'avant la leçon de M. Lorrain, j'avais une très-imparfaite et fausse idée de l'histoire de l'inoculation, et je ne crains pas d'avancer que je n'étais pas le seul. C'est une histoire merveilleuse, tout simplement. On admire là, une fois de plus, ces hommes du XVIIIe siècle, si petits par certains côtés, si grands par leur amour de l'humanité. On les voit combattant et usant leur vie, sans autre but que l'intérêt de tous, sans profit pour eux-mêmes, si ce n'est la satisfaction du bien accompli. Alors, c'était de la gloire, maintenant, ce ne serait plus que du ridicule. L'enthousiasme pour la vertu et les citoyens vertueux passa avec la grande Révolution. Aujourd'hui, on crie aux grands mots, à l'ambition, et l'on se réfugie dans son égoïsme de famille et de comptoir. M. Lorrain en a touché un mot : il faut lui en savoir gré.

Laissons de côté les origines de la petite vérole ; elles sont mal connues, comme celles de la grosse, qui pourtant commencent à s'éclairer. C'est une histoire à faire, histoire intéressante et utile à tous les points de vue. Quoi qu'il en soit, je lis dans Juglar que, décrite pour la première fois en langue syriaque par un certain Aaron, au VIIe siècle, observée en Perse, en Palestine, elle aurait passé en Afrique au siècle suivant, sur les côtes de la Méditerranée, et de là en Espagne et dans le reste de l'Europe, avec les Arabes.

Dans les pays mêmes, où la maladie semble avoir pris naissance, on avait trouvé le remède : l'inoculation. De temps immémorial, cette pratique était établie à Alger, à Tunis et à Tripoli ; mais c'est à Constantinople qu'elle fut scientifiquement constatée, pour la première fois, sur les femmes du sérail. Les plus belles Circassiennes, pour la plupart, avaient été inoculées par des parents prévoyants, garantissant ainsi leur précieuse marchandise, non-seulement contre la mort, mais contre les avaries que pouvait causer la variole.

En 1701, une épidémie ayant fait périr des milliers de personnes, les Turcs eux-mêmes, malgré leur fatalisme, se décidèrent à se faire inoculer. Depuis longtemps des vieilles femmes, espèces de matrones, se livraient à cette pratique.

« L'une d'elles, dit M. Lorrain, commençait par purger, et faisait garder pendant cinq à six jours une diète modérée : sur un bel enfant atteint de variole, elle piquait les pustules vers le huitième jour, et ayant recueilli le virus sur des plaques de verre, elle le gardait quelque temps sur sa poitrine, et inoculait enfin avec une épingle d'argent. Une autre femme, dite la *Thessalienne*, plus adroite, avait compris le parti que la médecine peut tirer de son annexion au clergé. Elle s'était mise sous la protection des prêtres grecs et avait réclamé leur concours. Aussi, en quelques années, avait-elle inoculé jusqu'à vingt milles personnes : elle accompagnait l'opération de certaines pratiques, marmottant des prières; elle inoculait en croix, au front, au menton et aux oreilles. »

En Circassie, l'opération se pratiquait avec un trois-quart formé de trois aiguilles liées ensemble : on piquait au creux de l'estomac, au sein gauche, au poignet et à l'ombilic.

« J'apprends, dit Voltaire, que depuis cent ans les Chinois sont dans cet usage. Il est vrai qu'ils s'y prennent d'une façon différente : ils ne font point d'incision; ils font prendre la petite vérole par le nez comme du tabac en poudre (1). » Un jésuite fit une communication sur ce sujet à l'Académie des sciences, vingt-sept ans après, et confirma le fait : c'est la poudre d'une pustule desséchée qu'ils emploient.

Deux médecins italiens, pratiquant à Constantinople, publièrent les premiers les résultats de leur pratique. Une lettre de Timoni, l'un deux, adressée au docteur Woodvard de Londres, fut imprimée en 1713. En 1715, un opuscule de Pilarini sur l'inoculation parut à Venise avec l'approbation du grand inquisiteur.

Enfin, vers 1720, une femme, lady Wortley-Montague, eut le courage et la gloire de faire inoculer son fils unique à Constantinople, où son mari était alors ambassadeur. De retour en Angleterre, elle fit inoculer sa fille. Cet exemple frappa tout le monde, le monde des salons, s'entend; car, comme dit M. Lorrain, le peuple alors n'existait pas. En effet, il ne se montra qu'à la fin du siècle pour disparaître, rapidement étouffé dans l'atmosphère d'ignorance que des mains intéressées entretenaient à dessein. Aujourd'hui, avide d'instruction, on la lui marchande encore, et l'on s'étonne que çà et là, dans l'ouest et le midi, il repousse encore la vaccine. Il lui faut des instituteurs encore plus que des médecins.

1) Voltaire, *Lettres sur les Anglais* (11e lettre, 1729).

D'illustres personnages suivirent l'exemple de lady Montague. La princesse de Galles, après avoir fait inoculer six condamnés à mort, ainsi sauvés à la fois de la potence et de la variole, fit inoculer ses enfants. Dès lors, le progrès fut si rapide qu'en 1755 le docteur Hosty, venu de Paris à Londres pour y étudier la question, déclare n'avoir pu trouver dans toute la ville un médecin qui s'opposât à cette pratique (1).

En France, pays catholique, quelle différence! En 1723, une thèse fut soutenue à Paris sous ce titre : *An variolas inoculare nefas?* On concluait pour l'affirmative. L'année suivante, un docteur de cette illustre Faculté, que j'ai tâché de faire apprécier plus haut, déclarait que l'inoculation est contraire aux vues du Créateur et aux lois; que l'antiquité en est mal établie, qu'enfin c'est une opération qui ne ressemble à rien en médecine, mais bien plutôt à la magie. Il s'appelait Hecquet, et, comme on le voit, il n'avait pas dégénéré : c'est encore un médecin de Molière, et tous ses collègues pensaient comme lui.

Car, nouvelle honte pour ce corps pourri, non-seulement les docteurs de la Faculté ne firent rien pour les progrès de l'inoculation, ils la combattirent de toute leur force. C'est Voltaire, c'est Turgot qui, avec la lucidité du génie, comprennent l'immensité de cette découverte et s'efforcent de la répandre. C'est l'illustre La Condamine qui use

(1) *Mercure de France*, 1755.

sa vie à défendre cette grande cause : la lutte est rude : il met le doigt sur la plaie quand il parle avec amertume de ces gens au jugement desquels un remède venu de Turquie, accueilli dans un pays protestant, ne mérite pas d'être examiné (1). Toujours les mêmes. « Retracerai-je ici, dit Juglar, cette bigoterie astucieuse à l'aide de laquelle on n'eut pas honte de traduire devant les tribunaux de l'Église une cause aussi juste, sous le vain prétexte que l'inoculation attentait aux droits de la divinité ? Tirons le rideau sur ces scènes honteuses : voyons l'inoculation du milieu de ces immenses difficultés marcher d'un pas ferme et assuré au secours de l'humanité et devenir une des branches de l'art de guérir les plus salutaires pour le genre humain (2). »

Mais qu'était-ce donc que l'inoculation ? Perfectionnée, elle eût valu la vaccine. Sur 100 personnes, 90 au moins avaient la petite vérole, ou plutôt, dit La Condamine, ceux-là seulement y échappaient qui mouraient trop tôt. Et la proportion des décès était de 1 sur 8 varioleux !

Le reste couturé, défiguré, borgne, aveugle, etc., de la petite vérole inoculée, 1 décès sur 100 seulement, quelquefois, 1 sur 300 : d'ailleurs, presque toujours bénigne, ne laissant pas de traces. A la fin du siècle, on était arrivé déjà à des ré-

(1) La Condamine, *Mém. à l'Académie des sciences*, 1754.

(2) Juglar, *loc. cit.*, p. 38.

sultats merveilleux qui n'auraient fait que se perfectionner encore sans la découverte de la vaccine. Le terrain, donc, était bien préparé ; l'inoculation arrachait à la mort des milliers de victimes, si bien que la vaccine n'en eut plus que quelques centaines à sauver. La Condamine, Voltaire, Turgot, lady Montague, avaient accompli leur œuvre ; il restait peu à faire : Jenner pouvait venir.

Né en 1749, il fut de ceux à qui tout réussit et qui n'ont, comme on dit, qu'à se laisser vivre pour être heureux. Ses parents étaient riches et bien posés. Son maître fut John Hunter. Destiné à faire partie de l'expédition scientifique de Cook, il y renonça au dernier moment, et bien lui en prit. Devenu médecin et chargé de l'inoculation dans le comté de Glocester, il s'occupait assidûment d'histoire naturelle ; il ne paraît pas, du reste, qu'il ait rendu aucun service à cette science. Je ne vois pas, après cela, pourquoi M. Lorrain vient nous vanter le caractère jovial de Jenner et sa bonne humeur : ce peut être une qualité, mais je ne vois là aucun titre de gloire.

Infiniment plus grand et plus admirable était cet homme dont l'orateur nous a esquissé le portrait, John Hunter. Grand chirurgien, grand anatomiste, précurseur, dit M. Lorrain, de Magendie et de Claude Bernard, il passait des journées entières à disséquer des cadavres et à expérimenter sur des animaux vivants. Il ne se doutait pas qu'un jour viendrait où une société anglaise entreprendrait contre les vivisections une ridicule campagne, et qu'elle trouverait pour champions des médecins de rencontre, Don Quichottes d'un nouveau genre, qui, peu soucieux des hommes, étaleraient à grand fracas leur amour pour les bêtes. Il eût traité comme ils le méritent ces phraseurs et savants de cabinet, qui doivent regretter le temps où l'on commentait Aristote, et où celui-là était le plus fort qui avait le plus commenté.

Revenons à Jenner. Il exerçait dans un pays où régnait habituellement le cow-pox, maladie observée, comme on sait, sur le pis de la vache, et consistant en des vésico-pustules d'une nature alors inconnue, mais qui promptement fut regardée comme la petite vérole de la vache, *variolæ vaccinæ*. Son goût pour l'histoire naturelle entretenait en lui l'habitude de la science et de l'observation, dont éloignent trop souvent les spéculations de la pratique, deux mots qui ont l'air de jurer ensemble, et qui cependant sont l'expression de la vérité. C'est peut-être là ce que M. Lorrain voulait dire ; mais point n'était besoin de tant insister sur la campagne et les goûts villageois, qui sont tout à fait en dehors de la question. L'orateur pensait, sans doute, tout suant dans sa chaire, à la fraîcheur des bois et aux jardins d'Académus ; de là sa colère et son dithyrambe champêtre.

Dès longtemps donc, dans le comté de Glocester, les femmes du pays employées à traire les vaches, et qui avaient pris le cow-pox, étaient exemptes de la petite vérole, même au sein des plus fortes épidémies. Il paraîtrait que Jenner, étant encore écolier, aurait été frappé des paroles d'une jeune bergère qui lui dit : « Moi je n'aurai pas la petite vérole, parce que j'ai eu le cow-pox. » Quoi qu'il en soit, son attention fut fixée ; dès 1789 il commença ses recherches : neuf ans après seulement, en 1798, il publiait sa découverte.

Il s'agit d'un petit volume (on dirait aujourd'hui brochure), de cent pages à peine, renfermant une dixaine d'expériences. La première date du 14 mai 1796, sur une petite fille infectée de *variole de vache*, Jenner prit le virus et inocula un petit garçon de huit ans. L'insertion de la petite vérole quelque temps après n'amena aucun résultat.

La découverte était faite. Bien plus, les esprits étaient préparés pour l'inoculation ; aussi les progrès furent-ils merveilleux. L'Angleterre l'adopta tout d'abord, et par ses flottes et ses marins la propagea à Gibraltar, à Malte, en Egypte. A Ceylan, 128,000 personnes furent vaccinées, et la maladie si bien éteinte que pendant quelques années il n'en fut plus question.

La Suède, la Prusse et l'Allemagne entière suivirent l'exemple de l'Angleterre.

En France, le blocus continental apporta quelque obstacle. Cependant, dès 1800, des médecins furent envoyés à Londres, et peu à peu la commission de vaccine fonctionna à peu près dans les mêmes conditions qu'aujourd'hui.

Quant à Jenner, il mourut heureusement comme il avait vécu, frappé d'hémorrhagie cérébrale, à 74 ans, dans sa bibliothèque. Quoi qu'en dise M. Lorrain, on ne lui marchanda ni les honneurs ni la gloire, et ce n'est pas une mémoire à réhabiliter. On lui a rendu justice : ne le louons pas outre mesure, car l'exagération en ce sens ferait tomber peut-être, et non sans raison, dans l'excès contraire.

Et maintenant, qu'est-ce que la vaccine ? Question considérable que M. Lorrain a essayé de traiter ; malheureusement, comme il l'a reconnu lui-même, ayant mal combiné son temps, il a dans cette occasion un peu manqué de méthode

La vaccine est-elle la petite vérole de la vache, pouvant se transplanter de l'animal à l'homme, et réciproquement ? Voilà le problème à résoudre. Jenner pensait que la maladie du cheval appelée *eaux-aux-jambes* (en anglais *the grease*), est la source du *cow-pox ;* mais il ne put le démontrer, et il ne paraît pas avoir eu là-dessus des idées très-nettes. Il a fort peu écrit ; M. Lorrain l'en a loué beaucoup : à tort selon moi, car je pense que cela tient à ce qu'il avait peu de chose à dire.

Quelle différence avec Sacco, de Milan, qui publia vers 1811 un *traité de la vaccination* dans lequel on trouve des faits et des aperçus aussi nombreux qu'intéressants. C'est là que les champions de la dernière lutte académique ont puisé à pleines mains, et sans le citer assez, comme l'a fait remarquer M. Lorrain.

Que pense certain académicien de la phrase suivante, que je ne trouve mentionnée nulle part dans cette discussion : « Je pense, dit Sacco, que peut-être tous les êtres vivants peuvent être atteints d'une maladie du même genre, qui, se marquant suivant la constitution primordiale de chaque espèce d'animaux, deviendra petite vérole chez l'homme, vaccine dans la vache, javart dans les chevaux, claveau dans les brebis (1), etc. » De ce jour, l'identité de toutes ces affections était pour ainsi dire proclamée, et la découverte à peu près accomplie; car Sacco raisonne d'après des faits, et ce ne sont pas là des vues *a priori*. Déjà le docteur Loy (2) avait démontré que la maladie du cheval peut être inoculée à la vache. Sacco avait répété l'expérience avec succès. Bien plus, il avait inoculé la vaccine à des moutons qui s'étaient ainsi trouvés réfractaires à la contagion et à l'inoculation du claveau !

Cela se passait au commencement du siècle.

Depuis, aucun progrès n'a été réalisé, si ce n'est par les travaux de l'école d'Alfort, et l'on ne m'accusera pas de flagornerie si je saisis cette occasion pour rendre hommage à des hommes que la pratique n'a pu détourner de la science, d'où leur supériorité incontestée. Ce sont les belles et persévérantes expériences de M. Bouley qui ont permis à M. Depaul d'énoncer, mieux appuyées, les propositions dès longtemps émises par Loy et Sacco.

Donc, il est acquis aujourd'hui que c'est la va-

(1) Sacco, *Traité de la vaccination*, trad. par Daquin.
(2) V. Bibliothèque britannique. *Sciences*, t. XXI.

riole du cheval et de la vache qui donne la vaccine; mais est-elle identique à la variole humaine? En d'autres termes, la variole de l'homme inoculée à la vache et au cheval fait-elle naître le cow-pox, le javart, le grease, etc. Voilà ce qui paraît probable; mais les expériences actuelles sont insuffisantes à le démontrer (1).

En terminant cette causerie intéressante, parsemée de mots piquants, écoutée avec toute l'attention qu'elle méritait, surtout pour la première partie, plus étudiée que la seconde, M. Lorrain a formé modestement un vœu : c'est que l'administration de l'assistance publique mette à la disposition des médecins les salles et l'installation nécessaires pour ces expériences, dont la portée et l'utilité pratique ne sont contestées par personne. Nous ne l'appuyerons pas, convaincu que nous sommes de l'impuissance et de la stérilité d'une administration qui, préposée aux intérêts d'une science aussi complexe que la médecine, n'est pas uniquement composée des seuls hommes compétents dans l'espèce, c'est-à-dire de médecins. Et la preuve, pour ne citer qu'un exemple, c'est que les hôpitaux de Paris, comme le disait en commençant M. Lorrain, sont encore aujourd'hui un foyer d'infection pour les varioleux.

(1) Cet article était à l'imprimerie quand M. Chauveau a fait à l'Académie une très-intéressante communication tendant à établir la non-identité de la variole et de la vaccine.

VII

GUI DE CHAULIAC. — M. FOLLIN.

XIVe SIÈCLE

La France vers 1350. — Avignon, les Papes et Pétrarque. — Salerne et Bologne. — La *grande chirurgie*. Gui de Chauliac et la phrénologie. — La peste noire. — Le choléra. — Les cinq sectes chirurgicales. — M. Follin.

Qu'on ne doive jamais désespérer de l'homme et du progrès, le XIVe siècle est là pour le démontrer. Terrible époque en effet, surtout pour la France. Dès le début, le trésor ruiné, les monnaies altérées, la disette, puis la guerre (et quelle guerre!) Créci, Poitiers, les campagnes ravagées, le roi pris, et aussi les comtes et les barons. Et alors, des milliers de rançons à prélever sur les terres seigneuriales : pas de vente possible; il faut que le vilain, que le serf, battu, torturé, pressuré, donne sa dernière goutte de sueur et son dernier sou.

Puis, la *Peste noire* décime villes et villages. Les granges vidées, les murs mis à nu; après les seigneurs viennent les *brigands* qui violent les filles, et brûlent les chaumières.

Alors le paysan, nu, affamé et sanglant, perd enfin patience. N'écoutant plus le prêtre qui le console avec la vie éternelle, un moment il redevient homme. A leur tour, donjons et forteresses s'abîment dans les flammes, ensevelissant sous leurs décombres châtelaines violées et seigneurs égorgés. C'est la *jacquerie*. Hélas ! ce n'est qu'un éclair. Nobles et brigands reviennent en masse: nouveaux massacres, nouveaux pillages; par les maisons, les champs, les vignes, le paysan est de nouveau traqué, tué. La France est dépeuplée.

« Non, je ne reconnais plus rien de ce que j'admirais autrefois, s'écrie Pétrarque: ce riche royaume est en cendres. Les écoles de Montpellier que j'ai vues si florissantes sont désertes.

« Qui, dans cet heureux royaume, eût pu se figurer, même en songe, de telles catastrophes? Et si un jour il se relève, comment la postérité voudra-t-elle y croire, lorsque nous-mêmes, qui en sommes témoins, nous n'y croyons pas (1)? »

Au milieu de la désolation générale, un coin du pays fait contraste. Dans Avignon, la ville papale, la paix n'est troublée que par les fêtes; la présence de celui qui lie et délie éloigne tous les fléaux.

(1) V. Leclerc, *Discours sur l'état des lettres au* XIVe *siècle*, t. II, p. 86.

la guerre et les brigands. Là vivent dans le faste et les plaisirs les oisifs du jour, les artistes, les poëtes venus d'Italie, Giotto, Pétrarque et grand nombre d'autres, qui, pas plus que le pape, n'ont souci des malheurs voisins. Là, Gui de Chauliac écrit sa grande chirurgie.

Qu'on me pardonne ce tableau rapide. Ce n'est pas un hors-d'œuvre. A tous ces grands portraits il faut pour cadre l'histoire de l'époque. Ainsi, bien des points obscurs s'éclairent : dans ce cas, par exemple, on comprend mieux comment un siècle et demi sépare Ambroise Paré de Guido.

Quant à ce dernier (Gui, en latin *Guido*) on sait peu de chose sur sa vie. Il était né à Chauliac dans le Gévaudan, vers le commencement du siècle. Il fit ses humanités à Mende, étudia la médecine à Toulouse et à Montpellier, et vécut presque constamment à la cour d'Avignon, successivement chapelain et commensal de Clément VI, Innocent VI et Urbain V. Il était clerc, et il ne faut pas attacher à cela grande signification. Pétrarque également était clerc, et aussi Boccace et tant d'autres qui vivaient comme des personnes naturelles et sans aucune gêne ni retenue : les papes eux-mêmes donnaient l'exemple.

M. Follin, essayant de donner de son héros une biographie un peu complète, nous a retracé ses querelles avec l'homme qui tient la plus grande place dans l'histoire littéraire de l'époque. Petites querelles, en somme, et terminées à l'amiable. Pétrarque, à ce qu'il paraît, n'aimait ni la médecine, ni les médecins. Mais que ne détestait-il pas? excepté pourtant la fameuse Laure. Dans toutes ses œuvres, ce sont des invectives contre les hommes et les choses. Avignon, c'est la *prostituée de l'Apocalypse*; Paris et son Université, célèbre alors dans toute l'Europe, n'échappent pas à ses sarcasmes. En maint endroit il se moque de cette ville disputeuse et de ces gens vaniteux et bavards qui encombrent la rue du Fouarre, *contentiosa Parisios et fragosus Straminum vicus* (1).

A part ces épisodes, il faut se résigner a ignorer la vie de Gui de Chauliac. Son ouvrage nous est parvenu, c'est l'essentiel. Un traité sur l'astrologie qu'il a aussi composé a été perdu : il n'y a pas lieu de le regretter.

Quel était donc l'état de la chirurgie quand parut le livre qui va maintenant nous occuper? Des hommes illustres avaient déjà marqué leur passage, depuis que la science des Arabes, par l'intermédiaire d'un certain Constantin, surnommé l'Africain et natif de Carthage, avait été transportée en Italie. C'était vers le milieu du XIe siècle; il s'était fixé à Salerne; ses immenses compilations et traductions avaient formé la base d'une bibliothèque, puis bientôt d'une école restée célèbre dans l'histoire de la chirurgie : Roger et Roland en sont les plus illustres représentants (XIIIe siècle).

— Un peu plus tard s'était fondée l'école de

(1) Pétrarque, *Apologia cont. gall. Cal.*, cité par M. Leclerc, t. II, p. 79.

Bologne, dans laquelle M. Malgaigne signale surtout Hugues de Lucques, Brunus et Théodoric. Enfin, le fameux Guillaume de Salicet, qui écrivait vers 1275.

C'est vers cette époque que Lanfranc, chassé de Milan, sa patrie, était venu chercher un refuge à Paris, où il enseigna quelque temps la chirurgie avec éclat. Cet enseignement disparut avec lui. Un homme doit cependant encore être cité : c'est le chirurgien de Philippe-le-Bel, Henri de Mondeville, qui, du reste, n'a rien laissé de bien remarquable.

Voilà pour la science et la théorie. Quant à la pratique, elle était exercée dès cette époque (XIIIe siècle) par trois sortes de gens : Les médecins, les chirurgiens, les individus quelconques, parmi lesquels les barbiers, bien que ceux-ci n'eussent pas alors l'influence qu'ils devaient acquérir plus tard.

Gui de Chauliac connut tous les travaux de ces écoles d'Italie. Les noms reviennent à chaque instant sous sa plume, ainsi que ceux des Arabes, Albucasis surtout. Il connaît Galien, qu'il cite à tout propos. En un mot, la grande chirurgie n'est guère qu'une compilation, mais excellente, pleine de méthode et de clarté. De pareils livres sont souvent plus difficiles à faire et dénotent plus de talent que telle découverte, telle nouveauté dont on porte l'inventeur aux nues. Du reste, à l'époque où parut ce traité, rien de semblable n'avait encore été fait en Europe, et ce fut véritablement le bilan de la science chirurgicale au XIVe siècle.

En quelle langue fut-il écrit ? en français, en provençal ou en latin ? On l'ignore. Toujours est-il que la première édition française parut en 1585 seulement, par les soins d'un certain Laurent Joubert, docteur de la Faculté de Paris.

Le traité (1) est divisé en sept livres précédés d'une sorte de préface qui porte le titre de *Chapitre singulier*. Le premier livre traite de l'anatomie, le deuxième, des apostèmes et tumeurs ; le troisième des plaies ; le quatrième, des ulcères ; le cinquième, des fractures. Le sixième renferme un peu de tout : les maladies des yeux, la teigne, la goutte, les hernies, etc. Enfin le septième est une sorte de traité de matière médicale. On voit par ce simple sommaire qu'il s'agit là d'un véritable compendium.

L'auteur comprend toute l'importance de l'anatomie. « Les chirurgiens non anatomistes, dit-il, sont comme les mauvais cuisiniers qui ne savent pas découper. » Du reste, la science est peu avancée à cette époque antérieure à Vésale, et Gui de Chauliac ne fait guère que répéter Galien. C'est ainsi qu'avec lui il localise les facultés de l'âme dans le cerveau. « A la première partie du ventricule antérieur est assigné le *sens commun* ; à la deuxième, l'*imaginative*; au ventricule du milieu est située la *pensive* et la *raisonnante* ; à celui de derrière, la *mémoire* et la *récordation*. »

(1) Écrit en 1363.

Certes, il ne faut pas attacher à ce fait plus d'importance qu'il ne mérite; néanmoins, nous ne saurions trop applaudir M. Follin signalant Gui de Chauliac comme « le précurseur de la phrénologie moderne, qui n'est plus combattue que par quelques théologiens et médecins spiritualistes. » Du reste, la distinction est inutile; les spiritualistes ne sont que la doublure des théologiens, et on ne voit pas bien, par exemple, pourquoi M. Jules Simon ne s'accorde pas avec l'abbé Bautain. D'ailleurs la phrénologie, c'est-à-dire la théorie des localisations cérébrales, triomphe; aujourd'hui tout savant compétent proclame Gall un grand homme, et les faiseurs de pamphlets et de petits livres à l'usage des gens du monde, doctrinaires de la science, qui pensèrent étouffer la phrénologie sous le ridicule, subissent maintenant la peine du talion : pygmées qu'ils sont, le colosse les écrase; ils ont disparu.

C'est dans le deuxième livre, qui traite des tumeurs et apostèmes, que se trouve décrite la fameuse peste de 1348, connue aussi sous le nom de peste de Florence, à cause du grand nombre de victimes qu'elle fit dans cette ville. Je ne saurais admirer outre mesure la description de Gui de Chauliac; car, très-belle comme morceau littéraire, elle est à peu près insignifiante au point de vue scientifique. Tout ce qu'il a dit, en effet, c'est que la maladie se manifestait tantôt par une fièvre continue et des crachements de sang, tantôt par des bubons aux aines et aux aisselles, et que l'on mourait en trois ou cinq jours. Pas un mot de plus.

J'oubliais l'étiologie. « Il y a deux causes à cette peste, dit-il : l'universelle et la particulière. L'universelle, c'est la conjonction de trois corps supérieurs, Saturne, Jupiter et Mars. La particulière fut la disposition des corps, et pour ce, moururent la populace, les laboureurs et ceux qui vivent mal. » Du reste, il n'en faut pas vouloir au bonhomme pour cette pointe d'astrologie; c'est la marotte de l'époque, et lui-même a fait un livre sur la matière.

Jamais on n'avait vu aussi terrible fléau. Partie de l'Egypte et de la Syrie, la peste s'était propagée par les navires, à la Sicile, à la Toscane, à la Provence. Dans Avignon, une partie du sacré-collége, avec les trois quarts des habitants, succombèrent. A Narbonne, trente mille personnes moururent. Pendant bien des jours, on emporta quotidiennement de l'Hôtel-Dieu de Paris cinq cent morts au cimetière des Innocents. Enfin, on assure que la peste enleva, dans l'espace de quatre ans, le tiers des habitants de l'Europe.

« Et fut de si grande contagion, que non-seulement en séjournant, mais aussi en regardant, l'un la prenait de l'autre : en tant que les gens mouraient sans serviteurs et étaient ensevelis sans prestres.

« Le père ne visitait pas son fils, ne le fils son père.

« La charité était morte et l'espérance abattue (1). » Que firent, en pareille occurrence, les médecins et chirurgiens ? Ils s'enfuirent. Gui de Chauliac resta pour « éviter cette infamie, » quoiqu'il eût une peur formidable, ce qui est d'autant plus courageux. Bien différent en cela de ce fameux Sydenham, ce prince des cliniciens, type des hommes utiles aux malades, qui, lors de la peste de Londres, s'enfuit tout tranquillement.

« Nous aussi, s'écrie M. Follin, nous avons traversé ces épreuves : le choléra a remplacé la peste ; des morts ont empli les cimetières, et les fossoyeurs ne suffisaient pas à la peine. Pourtant, nulle part le père n'a abandonné le fils, ni le médecin n'a quitté la ville. Et des esprits mal tournés viendraient nous dire que nous valons moins que le moyen âge !... »

C'est qu'on était au beau temps du christianisme; le peuple avait une religion! Aussi, le diable et les mécréants furent pris à partie. « En Allemagne et dans divers lieux du monde, plusieurs milliers de juifs furent torturés et massacrés: et ce fut chose surprenante que leur opiniâtreté et celle de leurs femmes ; car de peur qu'on ne recueillît les petits enfants pour les baptiser, les mères jetaient leurs enfants dans la flamme des bûchers et s'y précipitaient après eux, afin d'être consumées avers leurs maris (2). »

(1) Littré, *Epidémies du moyen âge*. (*Revue des Deux-Mondes*, janvier 1836.)

(2) Cont. de Nangis, cité par H. Martin, t. V, p. 112.

Beau temps de la religion et des fortes croyances! charmante époque! donnez des fleurs! *manibus date lilia plenis!* et qu'on nous ramène à l'âge d'or!

Revenons à la *grande chirurgie* et arrivons avec M. Follin au sixième livre, laissant de côté plaies, fractures et ulcères, qui n'offrent pas grand intérêt. Une petite querelle en passant à l'orateur, qui, entraîné, force un peu la situation. C'est à propos des hernies. A cette époque, on faisait la cure radicale, et on n'y allait pas par quatre chemins. On enlevait tout, scrotum, testicule et le reste; rien de plus radical en effet. Gui de Chauliac fait comme les autres; il conseille bien, comme l'a dit M. Follin, de repousser en haut le testicule: mais c'est pour marquer la place exacte où l'on appliquera le caustique. Il s'agit bien d'atrophier, ma foi! allez jusqu'au bout et tournez la page. « Et, s'il est nécessaire, pour la grandeur du *didyme*, afin qu'il soit mieux rongé, d'y *faire deux ou trois fentes* où l'on mettra du corrosif avec du coton. » Le corrosif, c'est l'arsenic; on a commencé avec la chaux caustique. Hâtons-nous d'ajouter que M. Follin reconnaît parfaitement l'indifférence de Gui pour le testicule.

Gui de Chauliac s'étend beaucoup sur le régime des blessés et les pansements. Dans son *Chapitre singulier*, il trace un tableau très-clair et très-curieux de la façon dont se pratiquait la chirurgie à son époque. Il y a cinq sectes, selon son expression: les uns avec l'école de Salerne traitent par l'*humide*, c'est à-dire cataplasmes et émollients : les autres (ceux de Bologne) traitent par le sec ; or, le type du sec, c'est le vin. D'autres, avec Guillaume de Salicet, traitent par l'huile et les corps gras. La quatrième secte est celle des gendarmes et chevaliers de l'ordre teutonique, qui se soignent avec conjurations, breuvages et feuilles de choux.

« La cinquième secte est celle des femmes et de plusieurs idiots qui remettent les malades de toute maladie aux saints tout bonnement, se fondant sur cela : Le Seigneur me l'a donné ainsi qu'il lui a plu ; le Seigneur me l'ôtera quand il lui plaira. Le nom du Seigneur soit béni. Amen (1). »

Quant à lui, il ne pose pas de règles précises et traite selon les cas.

Type curieux et intéressant d'ailleurs que ce vieux chirurgien : il a des pressentiments comme Paracelse. Au milieu de la nuit et des calamités de son temps, il entrevoit la science de l'avenir, disant que nous sommes comme des enfants montés sur le dos d'un géant et que nous pouvons voir aussi loin que lui et même plus loin. Et ailleurs, « je m'esbays d'une chose : c'est que les chirurgiens se suivent comme les grues. Je ne sais si c'est par crainte ou par amour qu'ils ne daignent ouïr, sinon choses accoutumées et prouvées par authorité. »

M. Follin a bien fait de nous révéler ce vieux maître. Il y avait péril après l'introduction à A.

(1) Gui de Chauliac, *Chap. singulier.*

Paré. Il s'en est tiré à son honneur, et a su, après M. Malgaigne, être intéressant et original. Un peu froid, mais correct et méthodique, il a eu quelques éclairs qui révèlent l'homme de progrès. Je n'en saurais rien dire de plus, sinon qu'il tient toujours son rang dans cette forte génération d'agrégés de 1853 dont les membres n'ont pas cessé jusqu'ici de payer leur tribut à la science et au travail.

VIII

SYLVIUS DE LE BOE. — M. GUBLER.

(1614-1672.)

Puissance de la routine et des coteries. — Grandeur de Sylvius. — M. Gubler. — Les sciences dites accessoires en médecine, en réalité fondamentales. — Vie d'un citoyen de la république Batave. — Sylvius, professeur à Leyde. — Éclat de son enseignement. — Le passage du Rhin. — Mort de Sylvius. — Ses travaux en anatomie et en physiologie. — Sylvius est matérialiste, d'où la direction de ses travaux et sa supériorité. — Essai sur l'iatrochimie.

Quand on pense que des noms comme ceux de Stahl et autres métaphysiciens de même farine se sont transmis jusqu'à nous, entourés par les spiritualistes de toutes nuances d'une auréole resplendissante ; quand on voit un Sylvius au contraire lutter à grand'peine contre l'obscurité et l'oubli des temps, on ne sait ce qu'il faut admirer le plus ou de la puissance des coteries fanatiques et routinières. ou de la facilité avec laquelle des générations entières s'en laissent imposer par l'intrigue et le mensonge.

Anatomiste, chimiste, physiologiste et clinicien, l'illustre professeur de Leyde a su par ses travaux imprimer à ces différentes branches des sciences médicales une impulsion considérable, et dans chacun d'elles il a d'une façon indélébile marqué les traces de son passage. Bien plus, devançant son siècle, il eut cette gloire d'affirmer que les sciences dites accessoires en médecine sont en réalité fondamentales. Enfin il fut de ceux auxquels, comme je le disais ailleurs en nom collectif, « les préoccupations de la science n'ont pu faire oublier ni la dignité de l'esprit, ni les devoirs du citoyen. » Je ne surprendrai donc personne en disant que M. Gubler avait toute qualité pour parler de Sylvius : jamais panégyriste ne fut plus près de son héros.

Aussi comme il décrit tout au long cette vie d'un honnête homme, vie fertile en mâles enseignements! Par bonheur tous les détails en ont été recueillis dans le discours d'un certain Luc Schacht, prononcé devant l'Université de Leyde, discours en tous points analogue aux éloges lus dans les séances de rentrée de la Faculté : il se trouve imprimé à la suite des œuvres complètes de Sylvius. Nous apprenons ainsi tout d'abord que sans le fanatisme religieux, cet homme illustre eût appartenu à la France. Sa famille était en effet originaire du Cambrésis. Vers le milieu du XVIe siècle, son aïeul François de Le Boë ou Dubois (d'où le nom latin Sylvius) s'expatria à la suite de l'occupation de Cambrai par le duc d'Alençon ; et ayant à choisir, préféra l'Allemagne, qui seule alors échappait aux désastres de la guerre.

Il s'installa à Hanau, près de Francfort, et comme le fait remarquer Luc Schacht lui-même, il ne crut pas déroger en faisant du commerce pour subvenir aux besoins de sa famille. Pourtant il était de race antique et allié aux plus grandes illustrations nobiliaires du Cambrésis. Un de ses fils, Isaac, épousa, en 1611, une certaine demoiselle Anne de La Vignette: de ce mariage naquit Sylvius, en 1614. C'est pour le distinguer du Sylvius anatomiste, maître de Vérale, qu'on joi t ordinairement son nom français au latin : de Le Boë Sylvius.

Tout enfant, il était, paraît-il, beau, docile et enclin au bien. Son père, à défaut de fortune, voulut lui faire donner l'éducation la plus complète. Il l'envoya, dès l'âge de dix ans, à Sedan, où se trouvait une aca lémie, qui, grâce à l'appui des Bouillon, jetait un certain éclat.

Comme la bifurcation n'était pas inventée, il fut après ses humanités seulement mis en demeure de choisir entre le commerce, l'art militaire et les lettres comprenant, entre autres choses, la médecine; ce fut elle qu'il préféra. Il revint à Sedan, et, après quelques années d'étude, voulant entendre plusieurs maîtres, il partit pour faire son tour d'Europe. Il alla ainsi en Hollande, en France, dans les pays belges, travaillant sans relâche.

« Il comprit, dit Luc Schacht, que la vraie médecine n'est pas celle des théoriciens et des disputeurs qui se payent de mots, mais qu'elle doit avoir pour base indispensable la connaissance approfondie du corps humain. Il s'appliqua donc surtout à connaître l'anatomie et la chimie, c'est-à-dire le contenant et le contenu. »

Il est difficile de dire mieux aujourd'hui, et, cependant, cela est écrit en 1672, non loin de Riolan et de Guy Patin. Mais déjà Sylvius entrevoyait la possibilité de nettoyer ces étables d'Augias, dont ces hommes étaient les porchers.

Reçu docteur à Bâle en 1637, il revint à Hanau, où il exerça deux ans. Mais, bientôt ne pouvant résister à la soif de savoir qui le dévore, il passe en France et augmente encore son butin scientifique. Cherchant alors où poser sa tente, il vit dans un coin de l'Europe un pays qui suivait modestement et dans la justice son évolution vers la liberté. Dédaignant la splendeur des monarchies, il vint apporter à la république Batave le concours de son intelligence et de sa science acquise.

Il s'arrêta à Leyde et ouvrit des cours d'anatomie. « C'était le temps, dit M. Gubler, où partout régnaient dans les écoles les controverses suscitées par la découverte de la circulation. Tandis que ceux dont le *siége était fait* se refusaient à l'évidence, Sylvius reconnut la vérité, l'enseigna et en donna même, par des expériences aussi nouvelles qu'ingénieuses, une démonstration péremptoire. »

Il en sera toujours ainsi tant qu'il y aura des progressistes et des rétrogrades. Ceux-ci remplissent, il est vrai, un certain rôle utile en modérant l'ardeur des premiers, et les forçant à des recherches de plus en plus précises. On ne peut le nier; il y a comme cela certains métiers utiles, mais qui n'en sont pas moins dégoûtants.

Des amis, sur ces entrefaites, appelèrent Sylvius à Amsterdam. A peine arrivé, il fut nommé pour soigner gratuitement les pauvres. Bientôt sa renommée se répandit, et la foule des clients assiégea ses portes. Savant, infatigable et plein de zèle, affable avec tout le monde et surtout avec les pauvres gens, il joignait à toutes ces qualités morales la grâce et la beauté des traits, ce qui ne nuit pas; car *Pulchrior est virtus, veniens e corpore pulchro*, comme le dit son biographe; « il semblait Apollon lui-même, venu de l'Olympe pour guérir tous les maux, *tuto*, *cito* et *jucunde*. »

Cette pratique étendue ne le détourna point de l'étude; mérite rare. Comment reprocher clientèle et fortune à ceux qui, en même temps, ont su marquer leur trace par leurs travaux et leurs livres, servant ainsi à la fois et leurs concitoyens et la postérité! Bien différents de ces hommes que l'amour du lucre occupe sans partage, dérobant à l'humanité la meilleure part de l'intelligence que la nature leur a dévolue.

Enfin, Sylvius était sobre et son biographe n'a garde d'oublier cette qualité, rare, paraît-il, chez les médecins du temps. « Que vous dirai-je, s'écrie-t-il, de son urbanité, et de ses saillies toujours à propos, toujours plaisantes et sans méchanceté, *et sine morsu? Quid de sobrietate! quis enim unquam Sylvium nostrum aut ebrium aut potu sordidum vidit?*

Donc, sa réputation allait croissant et déjà la voix publique le désignait pour l'une des chaires de l'Université de Leyde. « Il importait à la république de greffer des entes nombreuses sur ce tronc vigoureux et plein de séve, » dit Luc Schacht qui n'est pas un panégyriste vulgaire : le génie antique perce dans quelques-unes de ses phrases. Il est vrai qu'il est citoyen d'une république et de cette savante cité qui se dénomme avec orgueil *Lugduni Batavorum*, Lyon des Bataves. A la mort d'un certain Albert Cuyper, arrivée en 1658, Sylvius fut nommé à l'unanimité par les *Patres patriæ* et *Curatores* de Leyde, professeur de médecine pratique.

« Chose étonnante, dit M. Gubler, il fut sur le point de refuser. Et cela pour trois motifs. D'abord il pensait qu'un professeur doit tout savoir, ou du moins le paraître, et alors passer à l'état de bavard et de fantaisiste, *quodlibeticus*. Ce dernier rôle répugnait à son honnêteté. Enfin, il trouvait que c'est une dure servitude. Adieu les richesses, disait-il, adieu tout repos et toute liberté! Ce n'est plus comme cela aujourd'hui.

« Enfin, il accepta et inaugura son enseignement (juillet 1658). Il parlait clairement, élégamment : affable et persuasif, il était toujours à la disposition des élèves. Aussi l'auditoire était-il suspendu à ses lèvres et l'amphithéâtre regorgeait.

De sa part, c'était un travail assidu, une activité dévorante. Chimie, physique, anatomie l'occupaient sans cesse; il disséqua plus de 300 cadavres. Du reste, il ne se bornait pas à la science pure : il est tout simplement le restaurateur et le propagateur de la clinique. Certes il ne l'a point inventée; il est bien vrai qu'autrefois on avait coutume d'exposer les malades dans les rues et que les passants ignorants se réunissaient pour leur donner des conseils (1). Sylvius emmenait les élèves à l'hopital, leur faisait interroger les malades et poser le diagnostic. Les jours suivants il discutait sur l'effet du médicament, sur la maladie, et faisait, en somme, à proprement parler, ce que l'on appelle aujourd'hui une *clinique*.

« Il est de plus un des promoteurs de l'anatomie pathologique, qui se faisait avant lui d'une façon tout à fait routinière. Aussi, de toutes parts, venait-il des élèves qui allaient reporter dans leur pays la science acquise. «Et comme autrefois, dit Luc Schacht, du cheval de Troie, sortirent des guerriers sans nombre, de même l'Université emplit le monde de savants issus de son sein.

« Tout cela ne l'empêchait point d'être assidu au Sénat (les médecins y entraient alors) : également bien avec ses collègues de l'Académie, il était.. chose bien digne de remarque, sans aucun esprit de coterie. Avec cela, généreux, philanthrope, non-seulement il soignait gratuitement les pauvres,

(1) V. Stoll, M. Parrot.

mais il leur donnait des médicaments et même les préparait souvent de sa main. »

Sylvius s'était marié une première fois en 1645. Devenu veuf au bout de huit ans, il épousa, en 1667, une certaine Madeleine Schletzer, d'une grande noblesse paraît-il, et d'une grande beauté, mais qui mourut malheureusement un an après, emportée par une épidémie. Lui-même faillit y succomber. Il perdit une petite fille qu'il avait eue de cette seconde femme. Deux ans après, en 1669, il fut de nouveau atteint. C'était une maladie qui paraît se rapporter à notre fièvre typhoïde. Guéri, mais affaibli, déjà vieux, ayant perdu tous les objets de ses affections, il ne se décourage pas et se remet au travail !

Vint l'année 1672, si fatale à la Hollande. Ce foyer de dissidents, de républicains, échauffait, comme dit M. Gubler, les oreilles du grand Louis XIV. Il lui plut de corriger ces manants et pour ce bon plaisir, des milliers d'hommes furent tués, un pays prospère ruiné, la liberté égorgée dans ces marais alors son seul asile. Mais le roi-soleil passa le Rhin et le triste Boileau put psalmodier sa ridicule épître.

Cette année-là mourut Sylvius. « Si l'esprit court les rues, les caractères sont rares, dit M. Gubler : on est heureux de les signaler quand on les rencontre. » J'ajoute que c'est là une bonne pensée, et une bonne action : en contant tout au long cette vie honnête à son jeune auditoire, l'orateur a eu certes un autre but que celui de plaire et d'amuser : il nous a donné un illustre exemple de ce que peut produire chez un homme l'union des qualités du savant et des vertus du citoyen.

Les œuvres de Sylvius sont considérables. Elles ont été réunies et publiées en un volume in-folio. L'édition de la bibliothèque de la Faculté est de 1679 : *Amsterdam, Sylvii opera omnia*. On y voit tout d'abord un véritable traité de physiologie sous le titre de *Disputationum medicarum*.

Puis vient le traité *de Methodo medendi* en deux livres : Le premier s'occupe surtout de pathologie générale, et le second, de thérapeutique et de matière médicale. L'ouvrage le plus considérable de Sylvius est le *Praxeos medicæ idea nova*, divisé en trois livres dans lesquels sont décrites la plupart des affections internes avec l'anatomie et la physiologie des organes malades. Un appendice, relativement considérable, renferme un traité des *maladies des enfants*, des descriptions étendues de la *phthisie*, de la *peste*, de l'*hydropisie*, la relation de plusieurs épidémies, etc.

Ce qui frappe tout d'abord, et à un point de vue général, c'est le soin, la clarté, la méthode avec lesquels sont tracées toutes les descriptions. Les signes des maladies sont notés successivement par ordre, soulignés, et par cela même faciles à saisir : qualité qu'on est loin de retrouver dans tous les ouvrages modernes. La physiologie pathologique se retrouve à chaque chapitre : c'est la voie féconde dans laquelle nous sommes rentrés seulement depuis Magendie et les travaux modernes. Enfin on reconnaît partout l'homme qui a étudié, observé, expérimenté : plus de citations ; plus d'Hippocrate et de Galien à tout propos. Entre ce livre et celui de Riolan, il y a un abîme, et cependant vingt ans à peine les séparent l'un de l'autre.

Entrons maintenant dans le détail. Une simple énumération va suffire pour restituer à Sylvius la part de gloire que la coterie vitaliste lui a enlevée.

En *anatomie*, il donne du cerveau une description plus nette et plus claire ; il découvre le ventricule de la cloison, et, chose infiniment plus importante, l'aqueduc qui porte son nom (aqueduc de Sylvius) et qui fait communiquer le quatrième ventricule avec le troisième. Il décrit mieux le trajet distinct du chyle et de la lymphe, et montre que les vaisseaux blancs qui entourent la colonne vertébrale en avant sont des lymphatiques et non des chylifères. Il découvre l'os lenticulaire.

En *physiologie*, c'est un des premiers qui aient entrevu la nature de certains viscères désignés aujourd'hui sous le nom de glandes vasculaires sanguines. Pour la rate, il dit positivement que, n'ayant pas de canal excréteur, elle ne peut rien séparer du sang : elle y introduit une matière spéciale, un *ferment* (nous y reviendrons) destiné à faciliter l'*assimilation du chyle au sang* (1). A propos de la découverte récente de Sténon, il étudie les glandes de la bouche, dont il reconnaît la disposition et le nombre infini.

(1) *Disp. med.*, ch. XIV

Il comprend, le premier, le jeu du diaphragme : il établit que, dans l'inspiration, ce muscle s'aplanit, refoulant en bas les viscères abdominaux ; dans l'expiration, il se voûte (1). Il entrevoit dans le lait l'acide lactique : « Le lait, dit-il, se développe dans les mamelles par l'afflux d'un acide très-doux (2). »

Bien plus, comme le fait remarquer M. Gubler, il est le premier à réagir contre les cinq sens seuls admis dès la plus haute antiquité. Avant Darwin, avant Gerdy, il sait reconnaître et ose affirmer que le tact n'est pas un, qu'il n'y a nulle analogie entre la sensation d'un corps dur ou mou, ou poreux, et celle de chaleur ou de froid. Il distingue le sens de la *température* et lui donne un nom : *Sensus caloris illum voco*, dit-il, *cujus proprium objectum est calor, hujusque oppositum frigus* (3). Il est impossible d'être plus net.

Enfin, comme *clinicien*, il ne fit pas moins de trois cents autopsies, et eut par-dessus tout le mérite d'instituer la clinique proprement dite. On peut citer aussi le chapitre qu'il consacre à l'étude des urines dans les maladies ; puis, comme modèles de descriptions, les traités des maladies des enfants, de la peste, de la variole, et qui forment l'appendice du *Praxeos medicæ*.

Mais ce n'est pas tout : il nous reste à examiner

(1) *Instit. anatom. ad Bartholin. de diaphragmate.*

(2) *Praxeos med. idea nova*, l. III, p. 566 (1679).

(3) *Prax. med.*, l. II, cap. XII, p. 411.

Sylvius comme penseur, comme philosophe, et enfin comme chimiste. M. Gubler avait annoncé sur son programme *l'Iatrochimie*. Malheureusement, le temps ne lui a pas permis de tenir sa promesse. Il ne m'en voudra pas si je me permets de développer un peu plus le court aperçu qu'il a esquissé. C'est un point trop important, trop plein d'actualité surtout pour qu'il ne trouve pas sa place dans ce rapide tableau du progrès des sciences médicales.

L'avénement de l'iatrochimie ou *chémiatrie* est en effet toute une révolution. C'est de là que partent les premiers coups dirigés contre la médecine de tradition et de routine. Un homme qui n'épargne point cependant ses critiques au système, Sprengel, sait au moins reconnaître sa grandeur et consacre tout un volume à ce qu'il appelle avec intention *l'Histoire de la Réformation de Paracelse*.

Déjà, nous avons, avec M. Trélat, esquissé les principaux traits de cette grande figure, signalé l'esprit de révolte et d'indépendance qui l'anime, et ses justes colères contre l'autorité tant ressassée de Galien. Nous avons indiqué ses innovations heureuses en chirurgie, surtout dans le traitement des plaies (1). Il nous reste à parler de son système en général, c'est-à-dire des origines de l'iatrochimie.

Comme nous l'avons déjà dit à propos de Jenner, les grands événements et découvertes scientifiques

(1) V. Wurtzius.

n'éclatent point à l'improviste comme une bombe, mais sont préparés de longue main. Paracelse n'est pour ainsi dire que la synthèse de toute une secte déjà célèbre : les alchimistes. Par malheur, ceux-ci, subissant comme leurs contemporains les idées catholiques, croyaient à Dieu, au diable et à toutes sortes d'esprits pouvant s'immiscer dans les affaires de notre monde terrestre ou mieux *sublunaire*, suivant leur expression. C'est ce mélange de *cabale* et de théosophie qui obscurcit singulièrement la pensée et les écrits du célèbre réformateur.

Tout d'abord il s'attaque aux quatre éléments des anciens, admis sans conteste depuis Empédocle : l'eau, le feu, l'air et la terre, qui composent toute substance et correspondent aux quatre qualités essentielles, savoir : le froid, le chaud, l'humide et le sec. Il fait provenir des astres les susdites qualités et leur substitue même en partie les principes chimiques. Or, quels sont ces principes ? Les seuls admis alors : le sel, le soufre et le mercure. C'était le premier essai de la substitution de la réalité aux hypothèses. On comprendra mieux l'audace de cette innovation si je rappelle qu'en plein XVIIe siècle la doctrine des quatre éléments régnait encore sans partage dans la Faculté de Paris.

D'autre part le monde est peuplé, suivant Paracelse, d'une foule de substances spirituelles qui président à la vie de chaque partie et même composent ces parties par leur réunion. Ces esprits animent aussi bien les astres, la terre que tout le reste. L'ensemble de l'univers constitue le *macrocosme*, et comme le corps de l'homme a toutes ses parties en harmonie avec les corps célestes, il l'appelle le *microcosme* ou petit monde. Un esprit spécial siége dans ce microcosme, il l'appelle *archée*. C'est elle qui préside dans l'estomac aux opérations des alchimistes : elle y change le pain en sang. Voilà le ferment de Van-Helmont entrevu. Il est vrai que l'archée a des pieds, des mains, etc., etc., le tout immatériel ; « idée dont il faut se garder de rire, dit Broussais, car elle vient de bien plus haut que de Paracelse. » (Voy. dans la Bible la description du Père éternel, *passim*.)

Quoi qu'il en soit de ces élucubrations, effets du temps, il fait le premier sentir la nécessité des préparations chimiques pour la confection des médicaments. Aux dégoûtantes décoctions végétales et aux sirops, il oppose les teintures, les extraits et veut qu'on cherche à tirer des plantes le principe actif, la *quintessence*. On l'a trouvée dans les alcaloïdes. Il ose conseiller et employer les médicaments tirés du règne minéral, audace étonnante pour l'époque. Le premier il essaie de constituer la chimie comme science distincte. Il dit positivement qu'elle doit servir à préparer les *arcanes* (remèdes) et non à fabriquer de l'or.

« Aimant la lutte, n'épargnant personne, dit M. Gubler, il devait être et il a été mal jugé. Que

(1) *Examen des doctrines médicales*, t. I, p. 307.

penser d'un homme sans respect pour les académies et les corps constitués? *Academiæ similum latrones*, comme il les appelle? On lui a durement reproché son intempérance : mais qu'importe ici la nature du levier? »

Rien de plus vrai. Que nous fait la conduite privée d'un Bacon, par exemple, si ses œuvres et sa vie publique ont servi l'humanité! De même qu'il ne faut tenir compte des vertus privées à celui qui viole la morale et les lois publiques.

Après Paracelse, des hommes vinrent qui, tout en répudiant la théosophie et la cabale, prirent dans le système ce qu'il avait de bon : la chimie. C'est ainsi que Libavius, que son élève Ange Sala, de Vicence, firent accomplir à cette science d'incontestables progrès en s'appliquant à la recherche de la composition des corps, en négligeant, en partie du moins, le *grand-œuvre*. Il faut citer encore Daniel Sennert (1572-1637), professeur à Wittemberg; Mindererus, qui fit connaître l'acétate d'ammoniaque; enfin Lazare Rivière, professeur à Montpellier vers 1630, et qui recommanda beaucoup de remèdes minéraux des plus actifs, entre autres la fameuse potion anti-vomitive, encore employée avantageusement.

Nous arrivons ainsi au célèbre Van Helmont, né à Bruxelles en 1577. Infiniment moins grand que Paracelse, dont il dérive, il est généralement plus apprécié. Cependant il est mystique comme lui; mais c'est un mystique orthodoxe, quelque chose comme un saint, puisqu'il arrive même à l'extase à force de contemplation et par la lecture assidue de l'*Imitation* de J.-C. Quelle différence avec le mysticisme de Paracelse qui s'écrie quelque part : « Si Dieu ne me vient pas en aide, le diable m'assistera ! » Religion un peu fantaisiste, comme on voit. Van Helmont, au contraire, est un pur catholique et ce qu'on appelle un homme posé. Aussi l'histoire bégueule le met-elle, à tort, bien au-dessus de Paracelse.

Par bonheur, à cette époque, l'*éclectisme* n'avait pas encore été inventé, et l'on pouvait, tout en restant théologien et croyant, chercher dans la seule matière l'explication des phénomènes, ainsi que Descartes nous en offre un exemple frappant.

On peut et on doit le croire loyal ; de notre temps ce n'est plus possible, et l'on sait trop quel est le but et la tactique de ces hommes qui, tout en faisant de la science positive, se plantent sur le chapeau l'étiquette de spiritualistes.

On reste confondu néanmoins quand on voit, d'une part, Descartes *prouver* l'existence de Dieu, et, d'autre part, placer dans la glande piniale le siége de l'âme ; bien plus, établir un rapport entre la pensée et les mouvements du cerveau. De même, le pieux Van Helmont se donne tout entier à l'étude de la nature et à la recherche de l'origine des choses. Et il arrive à découvrir qu'il y a deux principes : celui de l'eau ou principe *ex quo* : le *ferment* ou principe *per quod*, tous deux immatériels et agissant sur la matière qui se compose, comme pour Paracelse, de *soufre*, *terre* et *mercure*. C'est ce ferment qui peut, dans certaines circonstances, occasionner la naissance de nouveaux êtres : Van Helmont croit à la génération spontanée.

Il décrit ainsi la digestion comme une fermentation ; et ce ferment qui la produit est tellement acide, dit-il, qu'il pourrait dissoudre l'estomac lui-même, s'il n'exerçait son action sur des corps étrangers (1). C'est la première trace de la véritable théorie de la digestion : ce n'est ni un Hippocratiste, ni un empirique qui l'a trouvée. Et ainsi de tant d'autres ! Enfin Van Helmont a découvert l'existence des gaz, qu'il a le premier positivement démontrés, et imprimé à la physiologie végétale une direction nouvelle (2).

Le nom de Descartes doit absolument trouver place ici. Et ce ne sera pas un des moindres sujets d'étonnement pour les délicats et dédaigneux que d'apprendre comment cet illustre philosophe admit sans scrupule la théorie chimique de la digestion et le ferment de Van Helmont. Qu'on ne parle pas d'incapacité. A cette époque, on croyait encore que pour être compétent en philosophie et raisonner sur la pensée et le cerveau, il fallait avant tout, sinon être médecin, au moins connaître la structure des organes et leurs fonctions,

(1) Van Helmont, *Natura contrarium*, § 43. (V. Sprengel, t. V.)

(2) V. sur Van Helmont et les Ferments, l'excellente thèse de M. Ch. de Vauréal. (Paris, 1864.)

c'est-à-dire une bonne partie de la science actuellement constituée sous le nom de biologie. Descartes le savait. Ajoutons qu'il ne craignait pas d'expliquer les sensations et grand nombre d'autres phénomènes par les lois de la mécanique, formant ainsi comme la synthèse de l'école de Sylvius et de celle de Boerhaave.

De même que Descartes connaissait la physiologie du temps, de même Sylvius était au courant des idées philosophiques et savait les appliquer. Et de fait, à qui peut-il appartenir de connaître des fonctions du cerveau, sinon à l'anatomiste et au physiologiste, laissant, bien entendu, de côté la métaphysique, qui n'est qu'une immense jonglerie? Bien plus, l'illustre professeur de Leyde avait su se soustraire à l'envahissement funeste du cartésianisme, funeste au point de vue précisément de la psychologie. Loin d'admettre les idées innées, il se rangeait, et cela publiquement, en pleine chaire au vieil adage matérialiste ou sensualiste : *Nihil est in intellectu quin prius fuerit in sensu.* On n'oserait peut-être pas en faire autant aujourd'hui.

Il admettait pour la formation des idées trois opérations successives : la formation de l'image dans le cerveau (perception) — la comparaison — le raisonnement (1). Un Condillac n'aurait point désavoué cette théorie. J'ai voulu insister sur ces idées philosophiques de Sylvius, qui me parais-

(1) *Loc. cit., passim.*

sent avoir eu l'influence la plus heureuse et la plus décisive sur la nature de ses recherches essentiellement positives. Sylvius est matérialiste, voilà le fait. On m'objectera qu'il croit à l'existence de Dieu : d'accord, mais à cette époque on arrangeait tout cela, et l'on était inconséquent de bonne foi, ce qui n'est plus admissible aujourd'hui.

« Il est, dit M. Gubler, de l'école des libres observateurs. Il tient beaucoup plus de compte des faits et des expériences que de l'autorité des anciens. C'est un des hommes qui ont le plus étudié la *physiologie pathologique*, négligeant, d'ailleurs, un peu la nosologie. »

On ne peut tout embrasser, au moins dans le détail, et la part de Sylvius est déjà bien assez grande. Le premier, il a cherché à analyser les humeurs de l'économie. La bile, selon lui, renferme un sel *lixivieux* (lisez alcalin), et une matière *huileuse*. Or, nous connaissons actuellement le cholate de soude, le pigment biliaire et la cholestérine. Comme Van Helmont, il reconnaît dans la digestion une fermentation. Qu'est-ce autre chose ? Le ferment s'appelle *pepsine* : lui le trouvait dans la salive, et ce n'est point là une grossière erreur. Ce qui est vraiment admirable, c'est la façon dont il établit les conditions de toute fermentation, à savoir : *aqua copiosa, ignis sive calor mediocris, aer satis liber* (1), plus le ferment et la matière fermentescible. Ceci est à la hauteur de

(1) Sylvius, *De prax. med.*

la science moderne, et ce n'est point chez Sylvius une vue de l'esprit. Il ne parle ni d'après Hippocrate ni d'après Galien : c'est l'expérience qui lui a révélé le fait, tel que nous le connaissons aujourd'hui.

S'il accorda trop d'importance au rôle des acides et des alcalis, il eut au moins le mérite de signaler leur existence. La théorie était fausse, mais la voie était bonne. Un des premiers, en somme, il a insisté sur la perversion de la composition des humeurs dans les maladies ; toute une classe d'afflictions est, comme on sait, subordonnée à diverses altérations du sang.

Après lui, Willis soupçonne la nature du scorbut, Vieussens, appliquant les données récentes, commence à déterminer les éléments chimiques des humeurs et découvre l'acidité du sang. A lui revient également l'honneur d'avoir reconnu que les alcalins dissolvent le liquide nourricier, tandis que les acides l'épaississent.

Voilà des faits positifs, encore subsistant, et qui tous ont marqué une étape vers le progrès moderne. « Le fait capital, dit Sprengel, c'est le goût introduit par la chimiatrie de chercher les éléments des corps dans la nature et d'en étudier les propriétés, tandis que scolastiques et galénistes se contentaient de les admettre tels qu'ils avaient été décrits par les anciens, dénués de toute connaissance en physique expérimentale (1). » Qu'im-

(1) Sprengel, t. V, Sec. XIII, ch. 4.

porte, après cela, qu'un Guy Patin traite les chimistes de faux monnayeurs de la médecine? Laissons ce baladin de la science se complaire dans l'atrabile et la pituite, et s'escrimer avec ses collègues autour d'une auguste fistule. Rejeté maintenant du sein de la cohorte des travailleurs, il eut même la douleur de survivre à sa gloire et de voir l'antimoine souiller le corps de *son roi*.

Cependant les Paracelse, les Sylvius, les Willis renversant dans la doctrine des quatre éléments une erreur accréditée par vingt siècles, préparaient les voies à la chimie moderne. Cent ans après, un Lavoisier découvrait la source de la chaleur animale : coup funeste pour les vitalistes et autres sentimentalistes et faux savants, ainsi forcés de reconnaître l'analogie de nature entre ces deux phénomènes : l'hématose et la combustion d'une bûche dans un foyer.

Ils devaient en voir bien d'autres !

IX

LÉVRET. — M. TARNIER.

1703-1730.

Histoire de l'obstétrique. — L'introduction du *Traité des accouchements* de M. Velpeau. — Influence de l'Église. — Un partisan de la nature et des causes finales. — Un mot sur les sages-femmes. — Levret : Ses ouvrages. — Le forceps. — Progrès rapide de l'obstétrique. — La maternité. — Trois professeurs libres : Levret, MM. Velpeau et Pajot.

Est-il vrai de dire, avec M. Tarnier, qu'à l'apparition de Levret la science des accouchements était considérée comme parfaite et complète ? Cela me paraît d'autant moins probable, qu'à cette époque elle n'était pas même professée : du moins n'existait-il aucun cours didactique sur la matière.

Il est certain que des hommes illustres avaient déjà paru : Levret continue cette série remarquable ; mais il ne sort pas de la ligne d'un Mauriceau et d'un Smellie, par exemple, si même il ne leur est inférieur. Aussi eût-il été peut-être préférable que M. Tarnier nous développât un rapide tableau de la science qu'il cultive; il y avait là matière à plus d'un aperçu intéressant. La biographie de Levret n'était point d'ailleurs tellement importante, et c'est la partie que l'orateur a le plus étudiée; il l'a racontée d'une façon amusante, même avec esprit : il s'est livré à cet égard à des recherches dont il faut lui tenir compte, tout en regrettant qu'il n'ait pas consacré ses efforts à la partie scientifique et historique, la plus importante.

M. Tarnier s'est, en effet, un peu bien vite transporté au temps de Marie de Médicis et de Lavallière. Peut-être eût-il craint, en insistant, de paraître copier l'introduction au Traité des accouchements de M. Velpeau. Je n'aurai pas ce scrupule, trouvant là un historique aussi complet que possible; c'est une érudition de seconde main, il est vrai. Pour cette fois, je m'en contente, me bornant à renvoyer le lecteur à ladite préface, où les notes lui fourniront des indications aussi variées que nombreuses sur les auteurs à consulter (1).

C'est toute une science, en effet, que celle des accouchements, et je dirai même une des plus parfaites actuellement. Les causes de ses progrès sont de celles sur lesquelles j'ai déjà tant de fois insisté, et je suis trop heureux de pouvoir citer

(1) V. Velpeau, *Traité complet de l'art des accouchements*, 1835, 2e éd.

ici, à l'appui de ces vérités primordiales, l'autorité d'un homme dont je m'honore d'être actuellement l'élève ; car s'il a marqué dans la chirurgie son empreinte ineffaçable, et peut-être la plus profonde en ce siècle, c'est grâce à la méthode exacte et à l'observation positive qui ont toujours dirigé ses travaux. En ce sens, il a bien mérité de l'humanité, car il a satisfait à la devise du *progrès par la science*.

« Les principes les plus essentiels de la science des accouchements, dit M. Velpeau, étant puisés dans les lois de la mécanique, ou fondés sur ce que l'anatomie possède de plus exact, l'ont affranchie de bonne heure des systèmes hypothétiques dont l'art de guérir proprement dit a tant de fois été le triste jouet, et donnent aux ressources qu'elle emploie un degré de précision qui la rapproche souvent de la certitude des sciences mathématiques (1). » Il n'y a pas très-longtemps qu'il en est ainsi, et là encore nous retrouvons les malheureux effets des préjugés entretenus par la fausse morale des religions anciennes et modernes.

L'antiquité païenne, cependant, nous offre encore ici un exemple à son avantage ; car, quoi qu'il en soit d'Agnodice, d'Aspasie et autres matrones, l'intervention des médecins de la Grèce et de Rome près des femmes en couches est un fait parfaitement démontré. Hippocrate donne à cet

(1) Velpeau, *loc. cit.*, p. 15.

égard quelques préceptes qui ne laissent aucun doute, bien qu'ils ne méritent guère la peine d'être rappelés. Celse décrit avec détails le procédé à suivre pour extraire le fœtus mort. Enfin, Galien mentionne l'action et le rôle des muscles de l'abdomen dans l'accouchement.

Vient le moyen âge. Pour cette fois, le rôle du médecin en obstétrique est terminé. D'abord il est clerc, et à ce titre il a horreur du sang en général et de la femme en couches en particulier. En effet, la conception, l'*œuvre de chair*, comme ils disent, impureté; l'accouchement, souillure; il faut que la mère aille au temple laver toute cette fange et s'excuser d'avoir enfanté. Bouleversement complet des notions de morale et de pudeur! ce qui n'empêche pas de soutenir que l'Église a réhabilité la femme!

De plus, les *Saintes-Écritures* ne parlent jamais que de sages-femmes et non de médecins près des accouchées. Rachel meurt en mal d'enfant, et il ne paraît même pas qu'on lui porte secours en aucune façon; de même pour Thamar (1).

Tout cela fit que la science des accouchements progressa beaucoup plus tard que les autres branches de la médecine. A. Paré signale bien, d'une façon positive, la version podalique (2). Mais ce ce n'est qu'un éclair, et le premier *accoucheur*, méritant sérieusement ce titre, n'apparaît qu'à la

(1) V. la Genèse, *passim*.
(2) Liv. XXIV. ch. 13, p. 50.

fin du XVIIe siècle! C'est Mauriceau (1647-1709).

A côté de lui, Delamotte et Portal tiennent un rang honorable. Quant à Clément, il est le premier accoucheur de cour; il est vrai que c'est pour la Vallière et Mme de Montespan que Louis XIV le fait appeler. Il en devint noble et fut le *baron* Clément.

Vers cette époque (1680) parut le livre d'un certain Hecquet, intitulé : de l'*Indécence qu'il y a pour les hommes d'accoucher les femmes*. M. Tarnier l'a signalé en le qualifiant de bouquin, et il a bien fait. Mais cent ans plus tard, un ouvrage autrement important, surtout par la réputation imméritée que lui ont faite les vitalistes, ressassait les mêmes absurdités et avec d'autant moins de raison que Levret et Smellie avaient alors paru.

Sous le titre de *Système physique et moral de la femme*, ce livre est un ramassis de lieux communs tirés de la doctrine de l'animisme d'une part, et de l'autre des déplorables théories de Rousseau sur l'état de nature opposé à la civilisation. L'auteur, Roussel, est un type de *cause-finalier* et de *psychologue*. Cependant il est médecin; ajoutons qu'il est docteur de Montpellier. Son livre est de ceux qu'il faut signaler comme funestes et mettre à l'index de la science et du sens commun; la partie qui traite des accouchements va me suffire amplement pour cette besogne, et l'on me permettra d'y insister, car c'est le résumé de toute une doctrine et de vingt siècles de préjugés.

Tout d'abord il s'élève avec force contre les explications tirées de la mécanique intervenant dans le phénomène de l'accouchement. Laissons ces assimilations grossières! « On peut raisonnablement croire, dit il, que la nature, après avoir fait prendre aux différents organes les modifications les plus convenables à la conservation de l'enfant pendant la grossesse, leur donne aussi celles qui peuvent le faire sortir avec le moins d'inconvénients du sein de la mère (1). » Voilà! c'est bien simple: à quoi bon chercher les lois des phénomènes; on connaît la cause, le principe: c'est la *nature*, le *dieu*, la *force*. Ces *personnes*-là sauront bien conduire la chose à bon port, et foin de la science des accoucheurs, de leurs travaux et de leurs veilles!

Mais voilà une grossesse extra-utérine, un enfant qui se présente par le tronc, une femme prise de convulsions, etc. Croyez-vous que le cause-finalier soit vaincu? Point: effets de la civilisation que tout cela! Voyez les femmes des Ostiaks qui enfantent en voyageant, et les Abyssiniennes qui n'arrêtent point pour cela leurs travaux, et les maris Corses, qui, d'après Diodore de Sicile, gardent le lit pendant que la nouvelle accouchée vaque aux soins du ménage! Voyez les vaches!

Voici la meilleure réfutation et la plus clairement exprimée de ces absurdités dont on vous rebat à chaque instant les oreilles. « Il en est, dit M. Velpeau, des sauvages comme des brutes.

1) Roussel, *Système de la femme*, p. 320 (177).

comme il en était autrefois du peuple grec, comme il en est encore des paysans de quelques contrées : ils sont rarement malades par suite de leur heureuse constitution, et ils sont fortement constitués, parce que le régime ou les habitudes de leur plus tendre enfance ne permettent pas à ceux qui naissent délicats de continuer de vivre (1). »

Quoi qu'il en soit, pour toutes ces raisons, Roussel, médecin d'ailleurs et vitaliste, accable de ses sarcasmes la *prétendue* science des accouchements, et s'élève avec force contre l'immixtion des hommes en pareille matière. Encore une citation, cela en vaut la peine : « Comment la nature serait-elle embarrassée, dit-il, pour mettre au jour un enfant dont le siége est si voisin de l'issue par laquelle il doit sortir ? Il est d'ailleurs des opérations qu'elle aime à exécuter dans le silence et dans le secret (2). » Après cela, il faut, comme on dit, tirer l'échelle. La conclusion, c'est que le médecin, en pareille circonstance, est inutile, et de plus inconvenant. La sage-femme suffit et au delà.

Certes, ce n'est pas ici le lieu de discuter la question de la suppression des sages-femmes. D'ailleurs, malgré les préjugés étayés par les raisonnements de la force du précédent, l'intervention des accoucheurs va se généralisant de plus en plus. Il y a d'autre part une question de fait à

(1) Velpeau. *loc. cit.* Introduction.
(2) Roussel. *loc. cit.*

considérer : c'est que dans bien des campagnes la tâche du médecin deviendrait impossible s'il lui fallait assister les femmes pendant toute la durée du travail. Mais là encore, M. Velpeau me paraît avoir trouvé le nœud de la situation quand il propose de faire des sages-femmes de simples gardes malades, recevant une certaine instruction, mais n'ayant d'autre mission que de surveiller, afin d'appeler le médecin au moment de la délivrance et en cas d'accident, sans pouvoir agir elles-mêmes (1).

L'examen du *système de la femme* nous a entraîné un peu loin. C'est d'ailleurs un ouvrage contemporain de Levret auquel nous étions arrivé dans cette rapide esquisse historique. Sa biographie n'est vraiment pas très-intéressante. D'abord élève de J. L. Petit, qui lui laissa quarante mille livres à sa mort, il eut ensuite la chance de connaître et de séduire le fameux financier Samuel Bernard, qu'il soigna pendant une longue maladie. Ce dernier, avant de mourir, le coucha sur son testament pour une rente de trois cents livres et lui en remit cent mille de la main à la main (1739).

Levret avait alors 36 ans ; il était né en 1703. Libre ainsi et à l'abri du besoin, il commença à ouvrir des cours particuliers d'anatomie et d'accouchements qu'il devait continuer si longtemps. Vers cette époque il se lia d'amitié avec Louis.

(1) En attendant le régime de liberté où tout un chacun pourra se faire soigner par qui bon lui semblera.

En 1742, Lapeyronie l'appela à l'Académie royale de chirurgie. En 1760, il fut nommé officiellement *accoucheur de Madame la Dauphine*. Six ans avant il avait *reçu* Louis XVI, qui devait faire une si mauvaise fin. Il eut dès lors une clientèle considérable. Mais, comme Sylvius, il continua de travailler et trouva le temps de faire sans interruption ses cours et de publier des traités importants; ce qui, paraît-il, n'est plus possible aujourd'hui. Il mourut le 22 janvier 1780, laissant une fortune pour les siens et d'utiles découvertes pour la science et l'humanité. C'est ainsi que de tels hommes peuvent mériter à bon droit le titre de socialistes.

Levret (que, malgré les recherches de M. Tarnier, nous ne croyons pas bien utile de changer en *Lecrette*), a publié d'assez nombreux ouvrages et inventé un plus grand nombre d'instruments. En 1747 parurent ses premiers travaux sous le titre d'*Observations sur les accouchements laborieux*. En tête de ce livre, ainsi que dans tous ses autres volumes, le nom inscrit est Levret, comme on est dans l'habitude de l'écrire aujourd'hui, et puisque l'auteur a voulu l'orthographier ainsi, n'allons pas le transformer. C'est comme si quelqu'un voulait dans la suite restituer à l'illustre auteur de l'*Africaine* le nom de Beer, qui est en effet le sien en place du nom de Meyerbeer qu'il a illustré.

Levret publia aussi un *Traité complet de l'art des accouchements, démontré par des principes de physique et de mécanique*. Ce titre est remarquable et caractéristique; nous y avons déjà fait allusion. Aujourd'hui nous ne manquerions pas encore de Roussel pour fulminer des anathèmes contre ces théories grossières, et annoncées avec tant d'aplomb sur la première page d'un livre.

C'est dans ces différents ouvrages que sont décrits les instruments imaginés ou heureusement modifiés par Levret. Le forceps doit tenir le premier rang. On sait que la découverte en est due à un Anglais du nom de Chamberleine, vers le milieu du XVIIe siècle. Celui-ci s'en servit comme d'un remède secret, et des plus actifs, comme on peut le croire; il le transmit à sa famille, qui prospéra par ce moyen, et le secret fut si bien gardé qu'en 1721 seulement quelques chirurgiens purent l'examiner. Levret était du nombre : il comprit immédiatement la portée d'une semblable invention et s'occupa, peut-être dès cette époque, d'y apporter un perfectionnement dont le besoin se faisait grandement sentir.

En effet, le forceps de Chamberleine était droit. C'était, comme le dit M. Tarnier, une espèce de pincette. Levret fit faire sous la face des cuillers une petite cannelure, et donner à l'instrument une courbure analogue à la courbure du bassin. Bien lui en prit, comme on voit, de ne pas dédaigner les principes de la mécanique: l'instrument ainsi modifié constituait presque une nouvelle découverte. Pourtant n'exagérons rien : l'idée de la pincette était bien simple, mais il fallait l'avoir.

Un livre qu'il faut signaler, car s'il n'est pas

dogmatique, il renferme pourtant bon nombre de vérités jusqu'alors ignorées, c'est son *Essai sur les préjugés et les erreurs populaires* relatives à la grossesse, aux accouchements, à l'allaitement, etc. Et combien y en a-t-il? Ecoutez les caquets, non de l'accouchée qui ne souffle guère mot, mais de toutes les commères, voisines, parentes et autres. — Un enfant naît-il à sept mois, il vivra. A huit mois, il mourra. — La mère a-t-elle des coliques, l'enfant n'en aura pas, et réciproquement. — Et la fièvre de lait, et le lait qui s'en va par en bas sous forme de lochies, etc., etc.

Tout cela subsiste et est entretenu, il faut bien le dire, par des docteurs ignorants ou charlatans qui ne craignent pas de propager ces erreurs en flattant le préjugé populaire. Ce à quoi le malade est toujours sensible. Ce n'en est pas moins déplorable, car le médecin honnête et qui ne veut mentir en souffre, tandis que le charlatan en profite. On conçoit que les esprits droits ne puissent s'accommoder à la clientèle; aussi sont-ils, comme on dit vulgairement, enfoncés par les autres.

Levret publia aussi des travaux sur l'*extraction des polypes de l'utérus*, de la *gorge* et du *nez*; des mémoires sur diverses affections chirurgicales, entre autres sur l'*allongement hypertrophique du col de l'uterus*. Ce dernier, très-intéressant fit sa première apparition dans une discussion de l'Académie, où il fut analysé par M. Depaul.

« Travailleur infatigable, dit M. Tarnier, Levret déployait une activité merveilleuse. Cours, publications, clientèle, il suffisait à tout. Erudit, inventif, il fut surtout un homme de bon sens et de jugement, et d'une très-grande bonne foi. Son style est clair, correct, parfois élégant. Il écrivait de 1747 à 1767, et l'on prévoit qu'on lit l'œuvre d'un homme qui pressent la révolution. Les mots de *patrie*, de *nation*, de *citoyen*, y reviennent à chaque instant : on n'y lit pas une seule fois le nom du roi ni celui de la dauphine, dont il était accoucheur. »

Ce dernier trait me touche peu ; car si l'on consent à accoucher ces personnes-là, je ne vois pas pourquoi l'on n'en parlerait pas à l'occasion. L'important, c'est que Levret fut un travailleur et un honnête homme, et que, par son livre sur les préjugés, il voulut contribuer à l'instruction du peuple. Sa gloire est de celles qui sont pures et méritées.

Levret est le plus grand accoucheur du XVIIIe siècle, en France du moins, car l'Angleterre avait Smellie. Dès 1743, Lapeyronie avait fondé, de ses propres deniers, avec le collége des chirurgiens, deux chaires d'accouchement. La Faculté, alors de plus en plus décrépite (elle l'avait toujours été), pour ne pas rester en arrière, institua également deux cours d'accouchement, mais pour les sages-femmes seulement ! Comme toujours, elle tenait pour les vieilles rengaînes et ne voulait pas prêter la main à la multiplication des accoucheurs.

Ce préjugé idiot s'impose jusqu'à notre temps et cela officiellement. L'organisation actuelle de la Maternité en est un produit direct. On parle de morale offensée et de décence; comme le dit M. Velpeau (1), ce qui offense la morale, c'est de voir un établissement pareil fermé à la science et aux étudiants, sans aucun profit pour personne. J'ajoute : pas même pour les malheureuses que l'hygiène hospitalière officielle et non médicale y tue de temps en temps comme à coups de pistolet!

Je passe rapidement sur l'énumération des professeurs qui se sont succédé jusqu'ici dans ces chaires, cohue peu remarquable au milieu de laquelle le seul Baudelocque fait un peu diversion. A côté de l'enseignement officiel, M. Tarnier aurait pu nous montrer la série des hommes qui ont successivement fait marcher et vulgarisé la science et la pratique des accouchements, et en regard de ces noms obscurs citer ces trois illustres tenants de l'*enseignement libre* : Levret, Velpeau (2), Pajot. Car ce dernier a vraiment réalisé de fait ce qui se passe de droit dans un pays voisin, où celui-là devient professeur titulaire dont les cours ont été les plus suivis. Ce sont les acclamations de toute une génération de médecins, instruite par lui; ce sont les applaudissements de toute la jeunesse médicale qui ont porté M. Pajot à une chaire dont le titre officiel n'ajoutera rien d'ailleurs à une réputation si bien acquise et si justement méritée.

(1) *Loc. cit.* Introduction.

(2) Chacun sait que M. Velpeau a fait longtemps un cours particulier d'accouchements, résumé dans un Traité qui fait époque dans la science.

X

HARVEY. — M. BÉCLARD.

1578-1657.

Heureux choix de M. Béclard. — Histoire de la découverte du cœur et de la circulation. — Hippocrate et ses fanatiques. — La physiologie de Galien. — Némésius, évêque d'Émisse. — Michel Servet. — Un Calvin moderne. — MM. Guizot et Littré. — La découverte de Servet. — Fabrice d'Aquapendente. — Harvey. — Ses œuvres. — La mort d'un roi.

« Le principe d'autorité, qui n'est qu'un principe d'erreur, venait d'être vaincu par le génie de Galilée. La physique expérimentale allait rencontrer dans le champ de la physiologie un de ses interprètes les plus éminents. »

Ce n'est certes pas moi qui marchanderai mes éloges à un homme qui parle ainsi, surtout quand la direction générale de ses travaux et de ses études reste en perpétuel accord avec de pareilles maximes. M. Béclard est d'ailleurs au nombre de ceux qui cultivent la science pour elle-même et s'y donnent tout entiers. Sous ce rapport on ne peut trop s'étonner que l'Académie de médecine en ait fait son secrétaire : je parle, bien entendu, pour la majorité des membres de cette *honorable* compagnie.

Le choix d'Harvey était heureux à plus d'un titre. D'abord, c'est un homme de progrès, puis un physiologiste, un physicien, un mécanicien même, et peut-être encore aujourd'hui nos fameux *cliniciens* lui jetteraient-ils ces épithètes à la face s'ils osaient. Ceux de l'époque n'eurent garde d'y manquer : nous y reviendrons. Mais on ne saurait trop insister sur ces ineptes personnages, insulteurs de toutes les gloires, prôneurs du charlatanisme et de l'empirisme, et qu'on retrouve associés à travers les âges à tous les ennemis de la science et de la raison.

D'autre part, l'histoire de la découverte de la circulation est pleine d'enseignements. Déjà nous avons, à propos de la conférence de M. Lorrain, insisté sur la marche que suit l'esprit humain dans la recherche de la vérité (1). M. Béclard n'a pas méconnu ces lois : mais, entraîné par le sujet, il y a peut-être dérogé légèrement en faveur de son héros, diminuant un peu trop la gloire des devanciers d'Harvey.

Qu'on me permette donc, en reprenant cette histoire de plus haut, de restituer à chacun la part qui lui revient. La découverte d'Harvey est la

(1) V. VI, Jenner.

résultante des recherches de vingt siècles ; hâtons-nous de dire qu'il en faut retrancher une douzaine complétement nuls et perdus par le fait du moyen âge, c'est-à-dire du christianisme.

C'est, bien entendu, dans les ouvrages de la Collection hippocratique que se trouvent les premières descriptions du cœur ; et là encore les hippocratistes modernes ont de quoi se livrer au lyrisme de l'enthousiasme le plus effréné. Le cœur est positivement décrit ; on indique sa place : il est vrai qu'on le met tout entier dans le côté gauche de la poitrine. Voilà tout. Assurément, le premier venu ouvrant le cadavre d'un animal pouvait en dire autant.

D'ailleurs, jusque-là rien de blâmable ni d'extraordinaire. Ce qui est plus fâcheux, c'est que la *Collection* se lance immédiatement dans la théorie. Nouvelle source d'enthousiasme pour les amateurs des vues larges et philosophiques ; c'est bien simple : le foie est l'origine des veines, le cœur, celle des artères : les premières charrient du sang, les secondes transportent seulement de l'esprit ou de l'air, *pneuma*. Comment tout cela marche-t-il ? C'est un mouvement de va-et-vient, de flux et de reflux. Les deux systèmes sont indépendants l'un de l'autre.

Le *divin* vieillard lâchait autant de sottises que de mots. Il ne faut pas lui en vouloir : mais bien à ceux qui, prétendant marcher sur ses traces, prennent pour des merveilles les fantaisies grotesques de leur propre imagination, qu'ils décorent du nom de théories médicales, et ainsi on vous fabrique un arthritisme, un herpétisme et autres subtilités que le premier *gendelettre* inventerait encore mieux après six mois d'exercice et de *pratique*.

Platon ne dédaigna pas de donner son avis sur le cœur : il le traite agréablement de source, de fontaine, de sentinelle, de gouverneur, qui reçoit les ordres de l'âme. Des mots, rien que des mots, comme dans le reste des ouvrages de ce rêveur malencontreux. Encore un qu'il faudrait renfoncer dans l'ombre avec toute sa cohorte de niais mystiques. Malheureusement, à peine ose-t-on attaquer ce fétiche, un des derniers que Joseph Prudhomme couvre encore de sa puissante égide.

Aristote n'ajoute rien de remarquable aux descriptions d'Hippocrate. Il signala par contre le prétendu os du cœur ; il s'agissait des concrétions calcaires si communes au niveau de l'origine de l'aorte.

Erasistrate, un des plus grands anatomistes de l'antiquité, vit le premier les valvules du cœur. C'est lui, ou ses disciples qui, suivant Galien, donnèrent à celle du ventricule droit le nom de *tricuspides*, qui lui est resté. Hérophile dut aussi faire à cet égard des découvertes intéressantes. Malheureusement, les œuvres de ces premiers médecins d'Alexandrie ont péri : on ne les connait que par les nombreux extraits qu'en ont donnés les écrivains postérieurs, surtout Celse et

Galien. Erasistrate paraît avoir connu le jeu des valvules du cœur (1).

Arrive Galien. « Sa théorie, dit M. Béclard, est des plus nettes et des plus précises : il ne faut point s'en étonner, cela tient à ce que l'étude antérieure des mathématiques l'empêchait de se contenter des idées vagues et obscures. Il avait vu, par des vivisections, que dans les artères il y a du sang : sa doctrine découle de là. Pour lui, il y a deux systèmes : celui des veines, celui des artères, et deux sortes de sang. Le sang grossier, primitif, est formé dans le foie, et de là porté par les veines à tous les organes. Mais le sang des artères d'où provient-il ?

« Il imagine une physiologie : il suppose que la cloison interventriculaire est assez poreuse pour laisser filtrer du cœur droit dans le gauche une partie du sang, mais la partie la plus ténue, la plus subtile. Du ventricule gauche, ce sang de choix, expurgé, va par les artères aux organes auxquels il communique le mouvement et la vie, tandis que le sang du foie nourrit proprement les parties. »

Après Galien, ainsi que nous l'avons déjà fait observer plusieurs fois, il faut enjamber le moyen âge, sauter par-dessus le catholicisme : le XVe siècle reprend la question au point où l'avait laissée le IIe !

Il y a bien par là, vers l'an 400, un certain Né-

(1) V. Sénac, *Traité de la structure du cœur*. Introduction.

mésius, évêque d'Emisse, cité par Sénac, auquel j'emprunte quelques-uns de ces détails. Au dire des ennemis d'Harvey, cet évêque aurait découvert la circulation. Ce savant prélat dit quelque part, peu importe l'endroit, que le sang passe des artères dans les veines, mais pendant le sommeil seulement. Cette petite phrase incidente vaut tout un long argument, et prouve tout au plus que ledit évêque était un homme ingénieux et sachant faire, au besoin, sa théorie.

Les Italiens Mondinus, Berenger de Carpi (1), se contentèrent de répéter Hippocrate et Galien. Nicolas Massa, au commencement du XVIe siècle, entrevit la nature musculeuse du cœur.

Il appartenait à l'illustre Vésale (2) d'éclaircir définitivement ce point important d'anatomie : c'est lui qui, le premier, décrivit le cœur comme un véritable muscle. Après lui, et presque à la même époque, Eustachi découvrit la valvule qui porte son nom, et Arantius donna quelques détails nouveaux sur les orifices du cœur.

Du reste, c'est la théorie de Galien qui, pour tous ces auteurs, rendait compte du mouvement du sang. Le premier qui rompit le charme fut Michel Servet.

Cette illustre victime du fanatisme religieux appartient aux médecins, quoi qu'on ait dit, plus encore qu'aux théologiens. M. Béclard, pour dimi-

(1) V. III. Wurtzius.
(2) Né à Bruxelles en 1514, mort à Zante en 1564.

nuer peut-être l'importance de la découverte de Servet, l'a présenté comme à peu près étranger à l'art de guérir. Cependant il est constant que, né à Villanova, en Aragon, en 1531, Michel Servet, après avoir étudié à Paris et voyagé beaucoup, vint se fixer à Vienne, en Dauphiné, où il exerça la médecine. C'est là qu'il composa son livre *de Christianismi restitutione*, dans lequel il osait attaquer en face la très-sainte Trinité.

Ce fut là l'origine d'une des plus grandes ignominies qui puissent souiller la mémoire d'un homme. Calvin, réformateur lui-même, dénonça Servet à l'inquisition catholique : ce dernier, emprisonné, parvint à s'échapper et gagna Genève, où le règne des doctrines antipapistes pouvait lui faire espérer un asile. Calvin même l'avait fait engager à venir. Mais à peine arrivé, il fut pris, jugé et condamné à être brûlé comme hérétique avec son ouvrage.

Par un raffinement tout à fait religieux, le bûcher et le poteau auquel était lié Servet furent composés de bois vert, de telle sorte que le malheureux attendit une heure avant d'être enfin dévoré par les flammes.

« C'était aussi un protestant, dit M. Béclard. Seulement, il avait attaqué le dogme de la Trinité, que les réformateurs de tout temps avaient accepté. C'était le *protestant libéral*, tandis que Calvin appartenait à l'une de ces sectes qui rêvent pour elles seules le privilége de l'infaillibilité, et se qualifient de protestants orthodoxes.

En couvrant ces paroles d'applaudissements, l'auditoire voulut certainement marquer sa haine contre un homme dont l'orgueil et la rage concentrée font un Calvin moderne, qui ne demanderait qu'à brûler les Servet d'aujourd'hui : un nom était dans toutes les bouches, et je ne suis pas bien sûr de ne m'être pas laissé aller au plaisir de crier, moi aussi : « A bas Guizot ! » C'est un cri qui n'est pas seulement traditionnel: les hommes de ce calibre sont des plus funestes pour le progrès, et je suis trop heureux de pouvoir ici marquer en passant la répulsion que doit causer à tout honnête homme ce fanatique ridicule, s'il n'était dangereux. Souteneur de Dieu, de l'âme et de l'autorité, pactisant, lui protestant, avec un évêque, comme autrefois Calvin avec le pape, il a fait de son Académie un sarcophage le jour où, repoussant Littré, il ferma les portes à la science et au talent. Et cela, pour lui préférer des littérateurs châtrés; et ce jeune et douceâtre écrivain qui sait flatter et louer à la fois la liberté et le despotisme, Lincoln et Montalembert.

Revenons à Servet et au passage dans lequel il décrit la petite circulation. Il y a d'abord, d'après lui, trois sortes d'esprits qui circulent dans le corps (c'est la théorie des anciens précisée) : l'esprit naturel ou le sang, qui naît dans le foie et est charrié par les veines; l'esprit vital, qui du cœur passe dans les artères; l'esprit animal, né dans le cerveau et transporté par les nerfs. Or, l'esprit naturel (sang) devient esprit vital en passant des veines dans les artères.

Mais comment? Galien avait dit : « En traversant la cloison interventriculaire, qui est percée. » Servet, connaissant qu'il n'y a là ni pores, ni trous, fait passer le sang par son chemin naturel : du ventricule droit dans l'oreillette et l'artère pulmonaire, « où il est mêlé avec l'air qui est entré dans les poumons, et où il est dégagé de ses éléments fuligineux ; enfin, il se rend dans le ventricule gauche, qui l'attire pendant son mouvement de diastole (1). »

Quoi qu'en dise M. Béclard, il y a là plus qu'une simple modification de l'idée de Galien : non-seulement Servet indique le passage du sang dans le poumon, mais il fait remarquer que dans ce passage le sang est modifié, devient plus subtil, etc., par l'effet de son mélange avec l'air contenu dans le poumon.

Je passe rapidement sur Colombus et Césalpin, qui n'eurent tous les deux que l'idée de la petite circulation, comme Servet. De même pour Sarpi, plus connu sous le nom de Fra Paolo, auquel son ami Fulgence, autre frère, attribua tout à fait gratuitement et sans preuve la grande découverte. Hâtons-nous de dire cependant que Colombus, en décrivant exactement les usages des valvules du cœur, apporta aussi sa pierre à l'édifice. Il est de ceux qui ont droit à une mention dans cette histoire.

(1) Servet, cité par Portal, *Hist. de l'anatomie*, t. I.

Enfin, l'illustre Fabrice d'Aquapendente trouvait les valvules des veines. Désormais, la disposition générale de l'appareil vasculaire était connue, les voies étaient prêtes : Harvey pouvait découvrir la circulation.

Nouvelle preuve de l'ineptie de la doctrine des hommes providentiels : il a fallu l'accumulation des siècles, il a fallu Eristrate, Galien, Vésale, Servet et Fabrice. Harvey n'est que la synthèse de tous ces hommes : impossible sans eux, l'humanité pouvait au contraire se passer de lui ; un autre eût trouvé, c'était dans la logique des faits.

Nouvelle preuve aussi de l'importance des découvertes positives : une vérité acquise profite toujours à la science. Sans doute, lorsque Amatus Lusitanus trouva les valvules de l'azygos, nombre de gens durent plaisanter et faire des gorges chaudes, demandant en quoi pareille trouvaille pouvait intéresser la médecine et les médecins. Pourtant cette découverte amenait celle de Fabrice, qui amena celle d'Harvey.

Venons enfin à son histoire : et si je l'ai reculée jusqu'ici, c'est à dessein, car de lui il n'y a qu'un mot à dire. M. Béclard n'a pas fait autrement. Seulement, il a raconte tout au long la vie de son héros, qui, du reste, n'offre rien de saillant.

Harvey était né à Folkstone, en 1578, de parents aisés. Après avoir étudié à Cantorbéry, puis à Cambridge, il décida qu'il serait médecin et se rendit en Italie. C'est à Padoue qu'il suivit les leçons de Fabrice d'Aquapendente : celui-ci dut naturellement insister sur la découverte qu'il venait de faire des valvules des veines.

De retour à Londres, il s'y maria à l'âge de vingt-six ans, puis fut nommé bientôt médecin de l'hôpital Saint-Barthélemy. Il commença la pratique et paraît avoir eu dans sa clientèle des hommes considérables, parmi lesquels Thomas Howard, comte d'Arundel, et surtout le grand Bacon de Verulam, qui contribua à le faire nommer médecin de Jacques Ier. Ce savant physiologiste faisait de la clinique aussi bien que ceux qui font profession de ne connaître que cette branche de la médecine.

En 1615, il fut choisi par le collège des médecins de Londres pour faire des lectures publiques sur l'anatomie. Treize ans après, en 1628, il publiait, après l'avoir démontrée dans ses cours, la grande découverte qui l'immortalise. Il faut absolument connaître au moins le titre de cet ouvrage, qui est le suivant :

Exercitatio anatomica de motu cordis et sanguinis in animalibus. 1628.

C'est là qu'il démontre que le sang va dans les artères du cœur aux organes et revient par les veines. Il fait du cœur un organe propulseur. Il prouve son action par la contraction des ventricules isochrone avec le pouls et le choc de la pointe. Il démontre la rapidité avec laquelle s'accomplit une révolution complète du sang. Il compare ce liquide à l'eau qui, dans un mouvement continu, circule de la terre au ciel et du ciel à la terre. Comme la vapeur condensée en pluie retombe sur la terre et, de nouveau vaporisée, remonte dans l'espace pour retomber encore : de même, le sang épuré se porte aux organes pour revenir au cœur, et, de nouveau purifié, va du cœur aux organes pour y revenir encore.

Dirai-je les noms des mystiques et autres par-partisans de l'autorité scientifique et politique qui tonnèrent contre Harvey ? Citerai-je ce Primerose qui, après avoir consacré quinze jours à juger l'œuvre, conclut en demandant à quoi cela pouvait servir ; et Parisanus de Padoue, qui se livre à d'aimables plaisanteries, disant, à propos des bruits du cœur : « Qu'on les entende à Londres, c'est possible, mais en Italie c'est autre chose; nous sommes peut-être un peu sourds, car nous n'entendons absolument rien. » Citerai-je enfin ce Riolan que j'ai tâché plus haut de traîner aux gémonies, et qui, fusionné avec son digne compère Gui Patin, crut accabler de mépris les partisans d'Harvey en les traitant de *circulateurs* (*circulatores*, charlatans)?

Je vais plus loin que M. Béclard : c'étaient plus que des impertinents, c'étaient des gens malhonnêtes et de mauvaise foi; préférant la paresse au travail, ils eussent voulu ensevelir à jamais l'homme et la découverte qui, détruisant leur prestige, mettaient à nu leur ignorance crasse et ruinaient leurs prétentions à la gloire. Ces Riolan nous encombrent encore; j'y ai déjà insisté : je suis heureux de me rencontrer en ce point capital avec M. Béclard.

Mais heureusement, si la vérité subit des éclipses et des retards, elle ne se prescrit pas. Tandis qu'un Gui Patin s'épuisait en sarcasmes qui tournaient à la frénésie, un Descartes, un Sylvius adoptaient, avec l'empressement du génie, la découverte d'Harvey, et l'illustre professeur de Leyde en donnait dans ses cours la démonstration irréfragable.

Harvey eut dans sa vie quelques revers. Osons dire qu'il les mérita, et qu'on ne vienne pas nous parler de sa fidélité à son roi. Qu'est-ce que cette étrange morale que les malheurs d'un pape ont mises à la mode ? Il s'agit bien de défaites ou de victoires, de gain ou de perte. Ne jouons pas sur les mots : la cause vaincue ne m'intéresse que si elle est juste et grande ; celle de Charles Stuart n'était ni l'une ni l'autre, et Caton, cette fois, eût été du parti des Dieux.

C'est une tache au nom d'Harvey d'avoir pleuré un homme qui subit justement le sort réservé aux tyrans et aux traîtres.

XI

LA SORCELLERIE. — M. AXENFELD.

MOYEN AGE.

La mort des dieux. — Premières accusations de magie. — Massacre des philosophes sous Valens. — La sorcière, crime de l'Église. — Satan vaincu par le mal. — Le crime de sorcellerie. — Description du Sabbat. — De Lancre et Bodin. — Les procès. — Cornelius Agrippa. — Jean Wyer. — La sorcellerie moderne. — On condamne encore des aliénés. — Le libre arbitre et la peine de mort. — M. Élias Regnault.

« D'où date la sorcière? Je dis sans hésiter : Du temps du désespoir.

« Du désespoir profond que fit le monde de l'Église. Je dis sans hésiter : La sorcière est son crime (1). »

Disons mieux, un de ses crimes.

Lisez un peu l'admirable chapitre placé au seuil

(1) Michelet, *la Sorcière*, p. 14.

de ce grand réquisitoire qui a nom *la Sorcière*. Les dieux de Rome et de la Grèce, les symboles de la nature et de la vie, les chefs-d'œuvre de Phidias vont se coucher au tombeau : aux marbres du Parthénon vont succéder les gargouilles ignobles, et sur la statue brisée de Jupiter Olympien se dresse le hideux cadavre d'un supplicié. Sinistre et trop réelle image des temps qui se préparent : pour plus de mille ans l'humanité va entrer au sépulcre : c'est la terreur noire. Nous sommes en reste avec elle.

M. Axenfeld a osé tout dire, excepté cela. Peut-être est-il d'un autre avis et croit-il avec l'école positiviste aux bienfaits du christianisme. J'ai déjà eu l'occasion de réfuter cette théorie. Certes, le monothéisme était un progrès sur le polythéisme ; mais qui oserait nier que le paganisme n'y fût arrivé ?

Du reste, c'était déjà grande audace au jeune agrégé de choisir, pour le traiter en pleine chaire, un pareil sujet, et on le doit louer d'autant plus qu'il n'a pas été inférieur à sa tâche. D'une parole éclatante et convaincue, il a flétri l'ignominie du moyen âge, ignominie dont il a poursuivi jusqu'à notre époque les vestiges déplorables. Il a su insister aussi sur cette liaison constante entre l'état des sciences, de la médecine et celui de la société, que je cherche à faire partout ressortir et dont nous avons encore ici un frappant exemple.

« Nous pouvons apprécier, dit-il, ce que deviennent les abstractions et les erreurs. Le moyen âge est une vraie fantasmagorie : c'est la danse des ilotes. Époque fatale où personne n'était dans son rôle, où la main du médecin était dans celle du bourreau, où les plis de sa robe noire se mêlaient à ceux de la robe rouge de l'homme sinistre. C'était hier pourtant, et cela paraît tellement loin ! Le XVIe siècle est un cauchemar ; il en a la fastidieuse durée, il est éternel. L'absurde, il passe dessus à pieds joints ! C'est une véritable folie : le genre humain a eu sa pathologie ; il a été lépreux, syphilitique, alors il est fou ; impossible de ne pas le croire. »

Michelet l'a osé dire, et, je le répète avec lui, cette folie fut le crime de l'Eglise.

Remontons plus haut que M. Axenfeld, qui s'est borné au XVIe siècle. Venons à l'Empire romain et à Constantin. Les dieux sont morts, grâce à l'abâtardissement des peuples, à la ruine des mœurs ; grâce aux Césars, la secte de Paul a vaincu. Certes, il fallait la ruine de la République pour préparer un pareil avénement. C'est dans la populace ignorante et abrutie, celle qui ne sait ni lire ni écrire, que se recrutaient les adeptes : sentant le flot qui monte, l'empereur, habile, suivit le courant, et le tour fut fait.

Cependant il y eut quelque résistance : les hommes éclairés ne pouvaient se résoudre à preférer à la philosophie de Platon ces superstitions grossières. Il faut voir avec quel mépris Galien traite dans quelques passages ceux qu'on appelait alors les Galiléens. Mais une fois le christianisme devenu religion officielle, tous les dissidents devinrent suspects ; les anciens dieux furent immédiatement transformés en démons, et l'on ne douta pas que ceux-ci ne fussent logés dans les statues et les temples païens.

Aussi tous les sacrifices et rites antiques furent-ils interdits par des lois successives, et comme les choses ne marchaient pas assez vite, on décréta la mort des coupables. C'est ainsi qu'eut lieu sous Valens, à la fin du IVe siècle, cette fameuse persécution dans laquelle périrent la plupart des hommes éclairés de l'époque, des philosophes, comme on les appelait. Du nombre étaient le fameux Libanius et Jamblique ; ce dernier, effrayé des poursuites dont il était l'objet, s'empoisonna.

« Ainsi, dit M. Maury, les empereurs chrétiens étaient devenus aussi persécuteurs que les empereurs païens, et le paganisme expirant avait ses martyrs comme le christianisme avait eu les siens (1). » Il y aurait beaucoup à dire là-dessus et à faire voir comment les persécutions furent à la rigueur excusables contre une secte qui, au lieu de prendre dans l'empire sa place comme tant d'autres, prétendait démolir toutes les religions, qu'elle déclarait d'emblée funestes et mauvaises : les païens étaient, en somme, dans le cas de légitime défense.

Lorsqu'au contraire vaincus, les derniers parti-

(1) Maury, *De la Magie et de l'Astrologie*, p. 119.

sans de l'hellénisme ne demandaient qu'à suivre tranquillement leur culte, Valens, Théodose et autres leur répondirent par les supplices et la mort. C'est alors que les campagnes devinrent le refuge du paganisme proscrit dans les villes. Puis, peu à peu les anciens rites se transformèrent : les processions des augures dans les champs passèrent à l'état de Rogations, les Agnus Dei remplacèrent les talismans, les saints rendirent des oracles : enfin, à défaut des dieux disparus on consulta le diable.

De là naquirent les sorciers. Contre les magiciens, les empereurs chrétiens avaient été impitoyables ; contre les sorciers, les papes et l'Eglise renchérirent encore, et le mal devint si grand, l'épidémie si générale, qu'on put se demander un moment qui l'emporterait du bon ou du mauvais principe.

Hélas ! ce fut le mauvais. Le principe d'indépendance et de révolte succomba sous le principe d'autorité et d'humiliation : le grand déguenillé, l'éternel esclave fut refoulé dans l'abîme ; les temps n'étaient pas venus, Satan fut vaincu et le mal triompha (1).

Ce qu'il fallut pour cela de bourreaux, de bûchers et de potences, qui pourrait le dire ? C'est par centaines de mille qu'il faut compter les victimes ; qu'on y joigne les massacres des Cévennes, ceux de la Saint-Barthélemy, les Vaudois, les Al-

(1) Voy. Proudhon et sa *Définition de Dieu*.

bigeois, et tant d'autres morts en tous pays pour crime d'hérésie, et qu'on juge un peu les hommes qui, tenant plus ou moins directement au système, se posent aujourd'hui en défenseurs désintéressés du progrès et de la liberté !

Entrons un peu dans ce Capharnaüm. M. Axenfeld divise la sorcellerie en *active* et en *passive* : cette dernière comprend tous les faits de possession démoniaque. Quant à la sorcellerie active, il faut ranger ses adeptes en deux classes : les savants et les ignorants. Les premiers sont les sages, les alchimistes et d'une façon générale ceux qui se rattachent à la magie : c'est Albert le Grand, Arnaud de Villeneuve, Roger Bacon, Raymond Lulle. Mêlant, à cette époque de ténèbres, les procédés de la science naissante aux forces surnaturelles et aux agents occultes par lesquels on expliquait les phénomènes de la nature encore inconnue dans ses lois, ils exerçaient sur le vulgaire et même sur les princes un prestige inouï. Du reste, honneur à eux, car ce sont, comme nous l'avons déjà dit (1), les pionniers de la science moderne, les précurseurs de Paracelse.

La sorcellerie savante est bien caractérisée dans Faust, quoique Gœthe ait mis dans la bouche de son héros des paroles qui rappellent trop celle de l'Ecclésiaste. C'est un sorcier de décadence ; assez semblable au fameux Agrippa qui, après avoir écrit un volume sur les sciences occultes, en fit un

(1) Voy. Sylvius de L. Boë, VIII.

autre pour réduire à néant le premier. Mais on y trouve parfaitement indiquée cette ardeur de connaître l'origine et le fonds des choses qui ne se contente pas des opérations alchimiques et autres.

« Il ne me reste désormais qu'à me jeter dans la magie, s'écrie Faust. Oh! si la force de l'esprit et de la parole me dévoilait le secret que j'ignore; si je pouvais connaître tout ce que le monde cache en lui-même, et sans m'attacher davantage à des mots inutiles, voir ce que la nature contient de secrète énergie et de semences éternelles (1) !

Mais si les sorciers savants en imposaient assez pour échapper au supplice, au moins, le plus souvent, il n'en était pas de même des sorciers populaires, ou plutôt des sorcières. Car, comme dit de Lancre, pour mille sorcières, un sorcier. La raison qu'il en donne c'est la facilité plus grande de la femme à se laisser séduire; et puis cela s'est toujours passé ainsi : voyez Ève, le diable n'avait garde de s'adresser à l'homme.

La vraie raison, on la connaît : c'est que, pour mille femmes hystériques, un homme à peine se rencontre.

Mais qu'était-ce en somme que le crime de sorcellerie, ce crime qu'on punissait de mort? et quelle mort? Brûlés vifs, on ne sortait pas de là. Les chefs d'accusation sont nombreux : on en compte jusqu'à quinze, et un seul suffit.

D'abord, l'apostasie : la sorcière a renié Dieu.

(1) *Faust*, part. I, scène 1re.

Puis elle adore le diable. Elle a un pacte, écrit fondamental, tacite ou exprès. Elle voue ses enfants à Satan, à Moloch, elle tue les enfants, que dis-je, elle en fait de la bouillie, de la pâtée, elle les mange. Elle est incestueuse; d'après Lancre, il n'est bonne sorcière qui ne naisse de l'amour de la mère et du fils.

Et là-dessus, M. Axenfeld a paru s'étonner, se scandaliser même de voir ce dernier trait reproduit dans le livre de Michelet. Cela prouverait simplement que M. Axenfeld n'a rien compris à ce livre, qui est d'un bout à l'autre un réquisitoire contre le christianisme; il fallait montrer jusqu'où va le crime, le crime de l'Église. Il va jusqu'à l'inceste. Voilà ce qu'il fallait oser dire, ce qui est capital; je pense qu'en y réfléchissant M. Axenfeld sera de mon avis.

Enfin, crime épouvantable et qui résume tout, la sorcière va au sabbat. Nul doute qu'il ne se soit tenu, dans certaines contrées et sous la pression des calamités affreuses du temps, des réunions populaires de serfs et de paysans, où se passaient des choses étranges; puis, tout cela était embelli, augmenté par les hallucinations des malheureuses qui venaient ensuite confesser leur crime.

De ce mélange résulte le sabbat classique tel qu'on le trouve décrit dans les livres de sorcellerie. D'après Lancre (1), c'est comme une foire où.

(1) Lancre, *Tableau de l'inconstance des démons et des mauvais anges*. 1610, in-4.

pêle-mêle, grouillent diables, sorcières et enfants. Le démon y paraît d'ordinaire en forme de bouc. « Que s'il y paraît en homme, c'est un homme géhenné, tourmenté, rouge et flamboyant comme un feu qui sort d'une fournaise. Homme effacé, dont la forme ne paraît qu'à demi, avec une voix cassée, non articulée, morfondue, mais impérieuse, bruyante et effroyable... On y voit de grandes chaudières, pleines de crapauds et de vipères, cœurs nus d'enfants non baptisés, chairs de pendu et autres horribles charognes, et des eaux puantes, pots de graisse et de poison, qui se débitent à cette foire comme étant la plus précieuse marchandise qui s'y trouve (1). »

Que vous semble du tableau, et n'y a-t-il pas là de quoi faire entrer en convulsions toute une armée de femmes? D'ailleurs, tout n'était pas aussi effroyable. De Lancre a un chapitre intitulé : *Des festins qu'on fait au sabbat et des bonnes viandes qu'on y mange*. Puis venait la danse, et au milieu du pêle-mêle, le grand sacrifice, l'accouplement des sorcières et des diables.

C'était là encore un des grands crimes reprochés aux *lamies*. Presque toutes étaient *incubes*, couchaient avec le diable. Pourtant c'était peu agréable. Sa semence était froide comme la glace, sans compter qu'il avait la peau souvent recouverte d'écaille de poisson. Enfin, cet *instrument de supplice* n'avait pas moins d'une aune de long

(1) Lancre, *loc. cit.* p. 171, liv. II.

(voy. de Lancre). Heureusement qu'il était replié plusieurs fois sur lui-même, à la manière d'un serpent.

D'ailleurs, les avis étaient partagés sur la question de savoir s'il peut en naître des enfants. Voici l'opinion des maîtres du genre : « Sprenger écrit, dit Bodin, que, d'après Thomas d'Aquin, de telle copulation, il en vient des enfants qui sont beaucoup plus pesants que les autres et sont toujours maigres, et tariraient bien trois nourrices sans jamais engraisser (1). »

Un point intéressant, c'est de savoir comment les sorcières se transportaient au sabbat. C'est encore de Lancre qui va nous renseigner : Il y a quatre modes : 1° elles y vont par simple cogitation et pensée ; 2° les sorcières vont à pied au sabbat ; 3° le diable les y transporte vraiment et corporellement ; 4° c'est le cas de celles qui ne savent si elles y ont été réellement ou par illusion.

Notez que tout cela est transcrit d'après les dires mêmes des sorcières. Qui ne reconnaît là les variétés reconnues dans les hallucinations chez les aliénés, les unes purement psychiques, les autres *sensorielles*, d'autres enfin dites psycho-sensorielles ?

La sorcière dénoncée, soupçonnée, on instruisait le procès. « Pour ce crime exceptionnel, dit

(1) Bodin, *De la Démonologie des sorciers*, 1580, p. 106.

M. Axenfeld, il y avait une procédure exceptionnelle, abrégée. Innocent VIII demanda que cela se fît sans avocat. Le jury était moitié ecclésiastique, moitié laïque. On amenait la femme, et tout d'abord le *nom* était un premier indice. Il était mauvais de s'appeler *Fagot*, *Buchez*, noms de sinistre augure; ou *Verdelet*, *Jolibois*, noms sous lesquels la sorcière désignait souvent ses diables favoris. Il n'y a pas jusqu'aux noms des juges qui n'aient aussi leur cachet : tels Grillandus et Torquemada, dont le premier fit griller, et le second torturer et brûler tant de victimes.

« Un deuxième indice se tirait de la laideur, de la pâleur extrême des accusés, que l'on mettait sur le compte des transformations diverses qu'elles avaient dû subir. On remarquait comme ces vieilles femmes portent leur voile bas. Vieilles, pas toutes : il y en avait de jeunes, des filles de dix-sept ans, presque des enfants. Puis, l'hérédité était prise en considération : la fille d'une sorcière avait grande chance d'être sorcière elle-même. Enfin venaient les témoignages, et tout le monde s'en mêlait : le diable même était témoin.

« Dès le début, la malheureuse était traînée en prison; on la murait dans un cachot froid, humide, où, dans une nuit continuelle, elle était dévorée par mille bêtes immondes, poux, rats et fouines qui la déchiraient quelquefois à belles dents : elles avouaient. Comment s'en étonner, quand, au XIXe siècle, une femme a avoué avoir tué son père, ce qui n'était pas vrai, et cela pour échapper aux horreurs de l'emprisonnement qu'on lui faisait subir! »

Pour les plus rebelles, on avait la torture, pendaison par les aisselles, ingestion forcée d'eau froide, martellement de la crête du tibia ; et encore ce n'étaient que jeux préliminaires : plus d'une résistait, et il fallait recourir alors aux brodequins, aux crampons, aux charbons ardents qui rôtissent la plante des pieds, etc.

Et encore cela ne réussissait-il pas toujours, grâce à cet état nerveux qui communique aux hystériques et aux aliénés le stoïcisme des martyrs. Le même fait explique la puissance de saint Laurent sur le gril. D'autres, au contraire, abondaient en aveux, quelques-unes s'accusant bien fort de ce grand méchef, pressées d'échapper par la mort au commerce du démon. Celles-là avaient le privilége d'être étranglées avant le bûcher; les autres, brûlées vives.

Et combien? Dans l'électorat de Trèves, en deux ou trois ans, Sprenger en *détruit* six mille et quelques cents; Genève en brûle cinq cents en trois mois. A Toulouse, une fois, quatre cents corps humains sont mis au bûcher du même coup. « Ma justice est si bonne, s'écrie Remy, un juge de Nancy, que l'an dernier il y a eu seize sorcières qui se sont tuées pour ne pas passer par mes mains (1). »

Heureusement, un homme parut qui osa pren-

(1) Michelet, *loc. cit.*, p. 200.

dre en main la défense de ces malheureuses, et mérita d'être appelé l'avocat des sorcières. Il fut pour cela traité, par Bodin, d'*athéiste* et de *matérialiste*. Chose triste à dire, ce sont à peu près les mêmes injures qui sont encore adressées aujourd'hui aux défenseurs des aliénés, et M. Elias Regnault a été le Bodin d'Esquirol. Nous y reviendrons.

Cet homme est Jean Wyer, né à Grave, sur la Meuse, dans le Brabant hollandais, en 1515. « La postérité, dit Sprengel, doit toute sa reconnaissance au médecin qui, seul, opposa les armes de la raison aux préjugés destructeurs de son siècle, et fut ainsi le bienfaiteur du genre humain. Il ne devait être ni un homme vulgaire, ni un ignorant, celui qui osa heurter de front cette montagne de sottises et de préjugés. » En effet, Wyer fut l'élève du fameux Henri Corneille Agrippa, dont nous devons dire un mot en passant.

Né à Cologne, en 1486, ce singulier personnage, tour à tour soldat, médecin, théologien, figurant tantôt dans les armées de Maximilien Ier, tantôt au concile de Pise, en 1511, voyagea successivement en France, en Angleterre et en Italie. En 1518, on le trouve à Metz, syndic, avocat et orateur de la ville; il en fut chassé pour avoir pris le parti d'une paysanne accusée de sorcellerie. Il avait commenté la Cabale et, sous le titre de *Occulta philosophia*, composé un traité complet sur la matière. Revenu en France, il y fut médecin de Louise de Savoie, puis congédié pour certaines intrigues obscures où il est question d'horoscopes, du connétable de Bourbon, etc. Il mourut à Grenoble, assez misérable, quoique portant le titre d'historiographe de l'empereur.

C'était un homme très-savant, qui parlait huit langues. Malheureusement, adonné à la magie et à la chiromancie, il finit par radoter, et écrivit son *Livre sur la vanité des sciences*, dirigé, comme il le dit lui-même, contre les hommes qui, enorgueillis de leur savoir, en viennent non-seulement à dédaigner, mais à mépriser même les Saintes-Écritures : c'était un de ces esprits timorés et médiocres, continuellement tiraillés entre la raison et le préjugé. Lié avec la plupart des réformateurs protestants, il mourut cependant apostat de la science, dans le sein de l'Église catholique romaine. Rabelais l'a justement tourné en ridicule sous le nom de Her Tripa (V. *Pantagruel*, liv. 2, ch. 4).

Wyer étudiait sous sa direction, à Grenoble; l'élève avait vingt ans quand le maître mourut. Il vint à Paris, et après y avoir appris la médecine, se mit à voyager. Il poussa jusqu'en Afrique, où il vit les sorciers tunisiens, ce qui lui donna peut-être à réfléchir dès lors sur les sorciers de son pays. De retour en Europe, il fut accueilli près du duc de Clèves, dont il devint le médecin. La protection de ce prince lui permit de vivre en paix et hors des atteintes des familiers de l'inquisition. Ceux-ci eurent même la douleur de le voir mourir tranquillement de sa bonne mort, laquelle arriva aux environs de l'année 1588, peu importe la date précise.

Son titre de gloire et son droit au bûcher, c'est le livre *De præstigiis dæmonum*. Dans cet ouvrage, qui est un véritable traité *ex professo*, non-seulement il *ose* plaindre les sorciers, mais il n'hésite pas à traiter leurs juges de bouchers et de bourreaux.

Il parle, en un mot, avec l'indignation que pourrait ressentir quelqu'un de nous traitant une pareille matière. Croit-il au diable ? Je ne le sais ; Sprengel dit que non : M. Axenfeld dit que oui. Je suis tenté de partager cette dernière opinion, vu les détails minutieux dans lesquels entre Wyer à ce sujet. S'il cache son jeu, il le cache si bien qu'on n'y peut rien découvrir. Seulement, pour lui, le diable étant seul coupable, il n'y a nulle raison de tuer les malheureuses qui en sont possédées bien malgré elles. S'il y a quelqu'un à brûler, c'est le diable ! A vrai dire, cela sent un peu l'homœopathie.

Quoi qu'il en soit, Wyer avait pris la chose à cœur et compris toute l'étendue des services qu'il pouvait rendre à ces malheureuses. Dans un ouvrage postérieur, *de Lamiis*, il se glorifie d'avoir fait élargir grand nombre de sorcières. Bodin le lui reproche amèrement, et Delrio, un autre amateur, s'écrie que si les médecins continuent à s'en mêler, bientôt on ne brûlera plus personne.

Deux Français se distinguèrent surtout par leur acharnement contre les sorcières et leur défenseur.

Bodin, en 1580, écrivit son ouvrage de la démonomanie des sorciers, à la suite duquel se trouve une réfutation du livre de Wyer. En 1610, un conseiller au parlement de Gascogne, de Lancre, publia sur le même sujet un volumineux in-4°, dont nous avons eu déjà l'occasion de citer quelques passages; cela est intitulé : *Tableau de l'inconstance des démons et des mauvais anges*. 1610, Paris, chez Buon, rue Saint-Jacques, *à l'enseigne de Saint-Claude et de l'Homme sauvage*.

Les amateurs pourront y trouver la classification des diables en neuf hiérarchies, avec les noms des chefs; on y voit tout d'abord la classe des faux dieux, ainsi appelés parce que, de tout temps, ils ont voulu se faire adorer, et leur chef est Belzébuth. Puis celle des espions et faux accusateurs, et leur chef est Astaroth (1), etc. L'auteur se vante à la fin d'avoir expédié rapidement les sorciers et sorcières de la province, parmi lesquels trois prêtres, ce qui n'est pas une petite affaire.

Bodin n'est pas moins terrible, surtout contre Wyer. Déclamations furibondes, insinuations perfides, tout lui est bon pour accabler ce malencontreux médecin, qui a l'outrecuidance et l'incongruité, comme il le dit, de se mêler de choses qu'il ne connaît pas, et ose traiter de bourreaux les juges des sorcières. Mais c'est le monde renversé! car, enfin, qu'est-ce que ce Wyer? « N'a-t-il pas confessé, s'écrie-t-il, avoir été disciple d'Agrippa,

(1) Lancre, *loc. cit.*, p. 20.

le plus grand sorcier qui fût oncques de son âge ? Et non-seulement il était son disciple, mais aussi son valet, le servant, beuvant, mangeant et couchant avec lui, comme il le confesse, après qu'Agrippa eut répudié sa femme.

« Et sur ce que Paul Jove et plusieurs autres ont écrit que le chien noir d'Agrippa, qu'il appelait Monsieur, sitôt qu'Agrippa fut mort, s'alla jeter à la rivière devant tout le monde, et que depuis ne fut jamais vu, Wyer dit que ce n'était pas Satan en guise de chien, ains qu'il le tenait en laisse et que le chien couchait entre Agrippa et lui (1). »

A d'autres ! ce n'est pas à Bodin qu'on fera croire cela, et Wyer n'était lui-même qu'un affreux sorcier. Et puis, n'a-t-il pas soin de dire que ces femmes sont folles ; comment ! mais elles ne déraisonnent pas. Notez bien cette objection, faite encore tous les jours aux médecins par les magistrats et en général par tous les gens du monde dans les affaires d'aliénation mentale.

Car, en somme, et comme l'a très-bien dit M. Axenfeld, Wyer est le prédécesseur, le frère de Pinel et d'Esquirol. « Il aurait dû, ajoute l'orateur, aller plus loin qu'il ne l'a fait, et reconnaître la maladie, la folie dans l'état des sorcières. Il aurait dû, laissant de côté toute discussion théologique, démontrer le fait morbide et laisser le public tirer les conclusions. Au lieu de rester simplement docte, ingénieux et bon, il aurait dû être

(1) Bodin, *loc. cit.*, p. 220.

curieux et chercher la folie : voir les épidémies alimentées par les victimes, voir l'hérédité, le sexe, la puberté exercer sur le développement de ces étranges phénomènes la plus remarquable influence. »

Comment Wyer aurait-il pu voir tout cela, quand aujourd'hui encore tant d'esprits s'obstinent à fermer les yeux à la lumière. Car, ne nous le dissimulons pas, cette peste est venue jusqu'à nous par les Ursulines de Loudres, par Marie Alacoque, les convulsionnaires de Saint-Médard, la Cadière et tant d'autres. La démonomanie, l'extase, la possession se sont transmises à notre siècle. Tout cela ne disparaîtra qu'avec la masse de superstitions qui forment le cortége ordinaire de tous les cultes.

Ai-je besoin de rappeler ici l'épidémie singulière qui s'empara, il y a deux ou trois ans, du petit village de Morzines, en Savoie, épidémie dans laquelle un grand nombre des femmes de la localité se crurent possédées par plusieurs légions de diables. Le pire de l'affaire, c'est que le curé de l'endroit ayant jugé à propos de renouveler en grande pompe la cérémonie de l'exorcisme, les phénomènes nerveux atteignirent aussitôt une intensité déplorable. Que penser de pareils événements ? Je laisse à chacun le soin de tirer les conclusions.

Il n'est pas jusqu'à Paris même où l'on ne retrouve de pareilles énormités, dont la fréquence diminue d'ailleurs à raison du progrès des lumières et de la disparition des croyances religieuses, deux phénomènes dont l'évolution est partout simultanée. L'année dernière, pendant notre internat à la Salpêtrière, nous avons eu l'occasion d'examiner plusieurs possédées des mieux caractérisées et que, certainement, les Bodin et les de Lancre n'auraient pas manqué d'envoyer au supplice. Une d'elles avait le diable dans le corps, dans l'estomac ; il la faisait jurer, lui poivrait tout ce qu'elle mangeait et lui ordonnait mille mouvements qu'il lui fallait exécuter quand même. Une fois elle l'avait vu sur le bord de la Seine, marchant sur l'eau, avec des favoris noirs : un vrai diable à la mode du siècle. Il y avait en plusieurs points du corps une anesthésie complète, et un inquisiteur n'eût pas eu besoin de longues recherches pour trouver la marque du démon, le sigillum, la place insensible.

Heureusement, si les prêtres dans leur ignorance entretiennent encore quelquefois la folie de ces malheureuses, au moins n'ont-elles plus rien à craindre de la justice. D'autres, au contraire, tout aussi peu responsables, sont encore non pas brûlés, mais emprisonnés, quelquefois même exécutés.

C'est là une immense question, question capitale dans toute la force du terme, que j'espère traiter un jour avec tous ses développements, et pour la solution de laquelle je suis heureux de me rencontrer avec M. Axenfeld. Il n'a pas craint, en effet, et gloire en soit à lui, d'appeler du haut de la chaire l'attention publique sur ce que doit être la médecine légale des aliénés, en rapport, disons mieux, aux prises avec le pouvoir judiciaire.

« De même que le libre arbitre n'est qu'une conception de l'esprit, de même l'égalité parfaite en matière de criminalité est une chimère. »

Voilà l'éclatante vérité que M. Axenfeld a proclamée sans crainte : vérité qu'obscurcissent depuis si longtemps la routine et l'ignorance, fières de l'appui du spiritualisme et de ses grands mots.

Quand donc les hommes, même les journalistes, se persuaderont-ils qu'une question, pour être traitée sérieusement, doit être étudiée à fond, et que ni la physiologie, ni la médecine, ni la philosophie ne s'apprennent en quelques jours, ni même en plusieurs mois? Bien des gens, dits libéraux, s'épargneraient les bourdes les plus monstrueuses, comme nous le voyons actuellement, par exemple, avec l'homœopathie. Il suffirait, je pense, de montrer au public qu'il s'agit là d'une médecine fondée sur le spiritualisme et le catholicisme, pour dégoûter les ouvriers des pétitions au Sénat. J'ai de bonnes raisons pour croire que cet argument, négligé par M. Dumas, serait d'un plus grand poids que ceux auxquels il a eu recours après tant d'autres. Et je défie bien les illustres de la doctrine, les rédacteurs de l'*Art médical*, de me donner un démenti, eux qui ont pour épigraphe et pour devise une phrase de Pie IX. Et quelle phrase !

Peut-être, dans les mêmes conditions, M. Élias Regnault n'eût-il pas écrit, il y a déjà longtemps, un livre qui le place au rang des Sprenger, des Lancre et autres inquisiteurs, un livre dont je ne dirai rien de plus, sinon qu'il a peut-être coûté la vie à plus d'un malheureux aliéné jugé, condamné et exécuté en vertu des doctrines de ce moderne Bodin; M. Élias Regnault était alors un libéral à la façon de M. Victor Cousin et autres philosophes de même farine : il n'est peut-être pas inutile de lui apprendre que la science n'est pas de la fantaisie, et que si un médecin aliéniste n'est pas toujours apte à reconnaître un aliéné, un avocat et un juge le sont encore bien moins. Il n'est pas inutile de lui dire non plus que les Vogt, les Moleschott, les Buchner, les Virchow, tous les hommes qui sont pour la science et pour la démocratie, ne croient pas au libre arbitre et ne sont pas pour cela de malhonnêtes gens : qu'enfin, pour les démocrates, il n'y a pas l'ombre d'une divergence sérieuse entre le catholicisme et le spiritualisme, entre M. de Bonald et les *sorbonniens* modernes.

Et puis, il est vraiment incroyable de traiter aussi cavalièrement des questions pareilles. Savez-vous comment ces messieurs entendent la liberté morale ? Si Pascal, disent-ils, après l'accident du pont de Neuilly, s'était suicidé pour échapper à l'hallucination qui le poursuivait, il eût fait acte de liberté (1)! Je me rappelle, à la

(1) Docteur Lacoste, cité par Élias Regnault, dans son

Salpêtrière, une femme qui, à l'époque de l'exécution de La Pommerais, devint hallucinée : elle voyait de temps en temps le bourreau avec ses aides s'approcher d'elle pour la lier à sa terrible machine et la guillotiner. Une surveillance assidue put seule l'arracher au suicide, qu'elle avait déjà tenté chez elle. Entre Pascal et cette femme il n'y a pas la différence d'un abîme à un bourreau. Nul doute qu'en se suicidant elle n'eût agi, d'après M. Élias Regnault, en vertu du libre arbitre, puisqu'elle avait la volonté d'échapper à un supplice imaginaire. Voilà l'outrecuidance avec laquelle on tranche ces horribles difficultés, pour me servir de l'expression de Voltaire, et on parle d'incompétence !

La liberté humaine, dit Spinoza (1), n'est que la conscience qu'ont les hommes de leur volonté et qu'ils ignorent les causes qui la déterminent. Assurément la volonté joue un rôle ; qui le nie ? Mais un rôle subordonné à certaines nécessités déterminées. Est-ce que le climat, les habitudes, l'éducation, la position, la fortune, le sexe, n'impriment pas au caractère de chaque individu des modalités particulières et indépendamment de sa volonté ?

Nul doute que les criminels ne soient, pour la plupart, des malheureux plus dignes de pitié que

livre *sur l'Incompétence des médecins en matière d'aliénation mentale.*

(1) Cité par Büchner, *Force et matière*, p. 251.

de mépris. « C'est pourquoi, dit Fobster, nous ferions bien de ne juger et de ne condamner personne. » J'entends déjà les conservateurs fulminer l'anathème et crier à l'anarchie. Je laisse, pour leur répondre, la parole à Büchner, qui résume admirablement les idées modernes sur ce sujet : « Les partisans du progrès, dit-il, voudraient voir bannir cette haine lâche et irréconciliable que l'Etat et la société ont affectée jusqu'ici à l'égard du perturbateur. Celui qui est pénétré des idées modernes ne peut se défendre d'un sentiment de pitié pour le malheureux qui a causé le désordre, et, par un sentiment vraiment humain, il donne la préférence à ces mesures qui préviennent les crimes sur celles qui les punissent (1). »

Quant à M. Elias Regnault, j'espère qu'il a renoncé à marcher sur les traces de Joseph de Maistre, et que, revenu à de meilleurs sentiments, il a compris la nécessité de substituer partout la science aux fantaisies de l'imagination. Les siennes ont peut-être coûté la vie à quelques malheureux. Son collègue de *l'Avenir*, le docteur Pouchet, pourra le lui démontrer mieux que moi.

(1) Büchner, *loc. cit.*, p. 252.

XII

CELSE. — M. BROCA.

Ier SIÈCLE.

Comment il faut entendre l'histoire des sciences. — M. Broca. — L'aphasie. — La médecine à Rome. — Les esclaves. — Archagatus. — Les recettes de Caton le Censeur. — Asclépiade : il appartient à la grande école matérialiste. — Aulus Cornélius Celsus. — Sa profession. — A propos de certains pédants. — Pline le Naturaliste. — Les médecins des empereurs. — Messaline et Vectius Valens. — Utilité de la tête de vipère. — Les bains à Rome. — Les Antonins. — Avénement des thaumaturges.

En choisissant un pareil sujet, M. Broca s'imposait une tâche difficile et ingrate. Il s'agissait d'érudition pure; nul moyen de se dérober et de faire dans le domaine de la pensée des échappées intéressantes et souvent applaudies. Ceci soit dit sans blâmer personne; et j'aurais mauvaise grâce à le faire, moi qui, dans ces comptes rendus, cherche à dégager avant tout l'idée sociale et philosophique.

D'ailleurs, c'est là le grand but et l'utilité de ces conférences; et quelques-uns des orateurs s'en sont tirés avec honneur. Il s'agissait pour cela de joindre à des connaissances médicales solides quelques idées générales, une doctrine, en un mot, et je n'en connais qu'une, celle du progrès, la doctrine positive et matérialiste. Quant à ce qui est des hommes sans idées ni convictions, ils peuvent s'abrutir pendant des mois et des années sur les papyrus et les bouquins sans devenir jamais aptes à dégager la vérité de l'histoire; ils ne feront que des pédants et des barbouilleurs de papier. Certes, l'Ecole des Chartes a son utilité; mais, franchement, *non hic est locus*.

M. Broca, dont les idées philosophiques sont bien connues de tous, n'avait point à faire preuve de libéralisme; chacun connaît ses opinions sur les localisations cérébrales, opinions qui ne sont pas précisément orthodoxes, tant au point de vue académique que religieux. Il pourrait aussi renvoyer le lecteur aux nombreux et remarquables travaux dont il a enrichi chaque année les bulletins de la Société d'anthropologie. Nous ne pouvons que le féliciter, en passant, de son silence, lors de la récente discussion de l'Académie; on ne parle pas à des sourds, et M. Bouillaud a pu se convaincre de l'inutilité de ses efforts. Il est bien remarquable que le discours le plus goûté ait été celui d'un psychologue laissant entrevoir comme dans un nuage les mystères du dualisme et cette grande tautologie de l'âme, seule coupable des cas d'aphasie.

Donc, l'orateur a voulu nous donner seulement quelques notions sur ce personnage énigmatique, du nom de Celse, dont on ne connaît précisément ni la patrie ni la profession. Il a su le faire d'une manière intéressante et discrète, sans surcharger sa leçon d'inscriptions et de hiéroglyphes.

Sans insister trop sur la personne de Celse, et sur ses œuvres, que tout le monde peut à bon marché avoir entre les mains, je veux profiter de l'occasion pour jeter un coup d'œil sur la science et la profession médicale à Rome. Tout ce qui tient à l'histoire de cette grande république nous intéresse. Malheureusement, les détails manquent en partie; c'est surtout de la Rome d'Auguste qu'il nous faudra parler.

Il est bien certain que du temps d'Hippocrate, et dans les deux siècles qui suivirent, aucun médecin connu ne marqua sa trace en Italie. On sait, du reste, qu'en fait de sciences et d'arts, les Romains étaient singulièrement en retard sur les Grecs.

S'ensuit-il qu'il n'y eût point de médecins à Rome? Assurément il n'existait ni école, ni corporation, mais il y eut des gens qui firent de la médecine. Rien d'étonnant à cela, cette science étant, quoique la plus complexe, celle que le vulgaire s'imagine le mieux connaître. Qui donc n'a pas son petit remède à la disposition du prochain? Il en fut de même à Rome, et par le fait de l'organisation sociale, cette tâche incomba surtout aux esclaves.

Point n'est besoin de rappeler que ceux-ci n'étaient pas tous de misérables gueux attachés aux travaux grossiers; plusieurs étaient savants, lettrés, artistes, et dans une condition assurément préférable à celle des serfs du moyen âge. Dans plusieurs testaments, il est fait mention d'esclaves médecins, légués avec force recommandations; on se les transmettait de père en fils.

C'était, comme on voit, une petite médecine de famille où personne n'était exploité. D'autre part, des hommes plus ou moins lettrés, ayant des loisirs, s'occupaient également de médecine; Auguste lui-même, dans la suite, ne dédaigna pas de composer un collyre qui prit le nom de *remedium Cæsareum*. Comme nous le verrons, c'est à cette classe qu'appartenait Celse.

Mais l'an de Rome 535 (218 ans av. J.-C.), sous le consulat de L. Æmilius et de L. Julius, un certain Archagatus, du Péloponèse, fils de Lysanias, vint s'établir dans la ville. Pline rapporte qu'on lui acheta des deniers publics une boutique dans le carrefour Acilien, qu'à cause de sa spécialité, il fut appelé *Vulnerarius*, médecin des plaies; que, d'abord bien accueilli, sa cruauté à couper et à brûler le fit ensuite prendre en grippe, ainsi que l'art des médecins (1). Il fut chassé de la ville et sa boutique ruinée.

Ce malencontreux voyageur dut laisser un funeste souvenir et donner des médecins grecs une

(1) Pline, *Hist. nat.*, liv. XXIX, c. 6.

bien piètre idée. Le grand Caton, l'ennemi acharné et victorieux des nobles de l'endroit, du luxe et de la dépravation, va nous en fournir la preuve. Pline nous a conservé une lettre curieuse qu'il adresse à son fils, alors *étudiant* à Athènes. Après lui avoir signalé la funeste influence des sciences et des mœurs de la Grèce : « Ce sera bien pis, continue-t-il, si elle nous envoie ses médecins. Ils ont juré entre eux de tuer tous les barbares à l'aide de la médecine. Ils exercent cette profession moyennant salaire, afin de gagner leur confiance et de les perdre plus facilement. Une fois pour toutes, je vous interdis les médecins (1). »

A ce propos, je ferai remarquer à M. Broca que Pline ne dit point que la république ait été sans médecins avant l'arrivée d'Archagatus; il ne faut entendre cela que des étrangers. L'auteur latin cite, en effet, après cette lettre, l'opinion de Caton sur la médecine : C'est l'art, le charlatan qu'il déteste, non la chose. Caton lui-même a aussi ses petits remèdes, et même un système complet, inoffensif du reste; le *chou* en forme la base. Ce n'est gênant qu'en société. Avec cela, il soigne ses parents, ses esclaves et ses amis.

Il faut y joindre pourtant quelques paroles magiques. Ainsi, voici le moyen pour guérir les fractures et luxations : on prend une perche, un roseau de quatre ou cinq pieds fendu en deux; on le tient au-dessus du membre rompu tout en

(1) Pline, liv. XXIX, c. 7; traduction Littré.

disant ces mots : *Motas væta daries dardaries astataries dissunapiter* ; ou ceux-ci : *huat, hauat, huat* : ou bien encore : *ista pista sista adaunnabon dumnaustra* (1) !

Quoi de plus simple ! Un enfant ferait cela ; c'est pourtant à l'aide de ces petits moyens que Caton et sa femme, ainsi qu'il le déclare, étaient parvenus à un âge avancé. Le censeur avait plus de 85 ans lorsqu'il mourut. Voilà une observation dont les homœopathes n'ont pas songé à enrichir leur répertoire.

Quoi qu'il en soit, l'aventure d'Archagatus dégoûta probablement les médecins étrangers, car il nous faut sauter de la seconde guerre punique et de l'époque d'Annibal au temps de Cicéron, pour en retrouver un autre. Cette fois, il s'agit du fameux Asclépiade, celui-là même qui jeta les premiers fondements de la secte des méthodiques (2). Il était de Pruse, en Bythinie, et jouit bientôt d'une grande réputation, qui paraît avoir été méritée.

Cicéron, dans une de ses lettres, en parle comme d'un médecin non moins distingué dans l'éloquence que dans la pratique de son art (3).

Je ne puis entrer ici dans le détail de la doctrine d'Asclépiade. Je dirai seulement qu'il appar-

(1) Caton, *De re rustica*, cité par Leclerc, 2e partie, p. 94.

(2) Voyez l'Introduction.

(3) Voyez Leclerc, *loc. cit.*, 2e partie.

tenait à la grande école de Démocrite, l'école matérialiste, expliquant tout par la matière et le mouvement. Il plaisante justement Hippocrate sur la doctrine des crises, cette ridicule application du système des nombres de Pythagore. Il lui reproche aussi avec raison de faire agir la nature et la maladie, comme si c'étaient deux êtres qui se combattent. C'est un précurseur de Broussais dans la lutte contre les entités : elles sont aussi tenaces que la sottise des hommes, fille du mysticisme et de l'ignorance.

Thémison, un de ses disciples, perfectionnant la doctrine, établit qu'il y a trois genres de maladies : le premier consiste dans le resserrement, *strictum*; le second dans le relâchement, *laxum*; le troisième est mixte.

Nous arrivons ainsi à l'époque de Celse; et c'est précisément à l'aide de ces deux médecins, bien que leurs œuvres soient perdues, que nous pourrons la déterminer. Voici d'abord qui va nous enseigner la défiance et la circonspection dans ces sortes de recherches. « Je suis forcé, dit Pline, en commençant son 29e livre, d'entrer dans quelques détails sur les choses qui concernent la médecine, *quanquam non ignarus sim nullius ante hæc latino sermone condita.* »

La conclusion à tirer de ces lignes, étant donnée la vaste érudition de l'auteur, c'est que le livre de Celse est postérieur à l'ouvrage de Pline. Pourtant rien de moins vrai : heureusement que Pline lui-même cite ce livre dans un autre passage, et même avec éloge. Donc, Celse vivait avant le règne de Titus. Maintenant, faut-il, avec M. Broca, le placer au temps d'Auguste, et dire que probablement il écrivait aux environs de l'an 23 avant Jésus-Christ, date de la composition des Géorgiques? M. Broca se fonde sur la pure latinité de l'ouvrage en question et sur ce fait que le fameux A. Musa, affranchi et médecin d'Auguste, n'y est point mentionné.

D'abord, Tacite répond à la première objection. Quant à Musa, qui n'a d'autre titre de gloire que d'avoir sauvé la vie, paraît-il, à un empereur, ce n'est déjà pas un si beau résultat, et il n'y a rien là de scientifique. On comprend qu'un auteur sérieux n'en ait point fait mention.

Voilà pour les faits négatifs. J'en trouve de positifs maintenant dans l'ouvrage même de Celse. Asclépiade, avons-nous dit, était contemporain de Cicéron (mort l'an 43 avant Jésus-Christ). Thémison fut disciple d'Asclépiade. Or, Celse dit : « Dans ces derniers temps, Thémison, un de ses *successeurs, déjà parvenu à la vieillesse*, fit subir à son système quelques modifications. » Mettant les choses au pire, on peut supposer, d'après cela, que Celse fleurit vers la fin du règne d'Auguste et sous Tibère et Caligula. Il fut assurément contemporain de Musa, et le silence qu'il garde à son égard est tout à fait volontaire.

Son nom est Aulus Cornelius Celsus, et non Aurelius, ainsi qu'on l'a cru longtemps. C'était, du reste, une difficulté de plus dans l'affaire, *Au-*

relia et *Cornelia* étant deux noms de familles romaines, ce qui formait une association inexplicable. Par bonheur, on découvrit dans la suite un manuscrit portant le nom d'Aulus en place d'Aurelius.

Quant aux œuvres de Celse, elles ne se bornent pas au *Traité de médecine*, et nous sont indiquées dans le fameux passage de Quintilien, qu'il faut citer. Il dit, parlant des qualités nécessaires à l'orateur : *Quid plura ? Cum etiam C. Celsus, mediocris vir ingenii, non solum de his omnibus conscripserit artibus, sed amplius rei militaris, et rustica etiam et medicinæ præcepta reliquerit : dignus vel illo proposito ut illum scisse omnia illa credamus.* »

Le *mediocris ingenii* n'a rien de blessant : Quintilien vient de parler d'Homère, d'Aristote et de Cicéron.

Un ridicule esprit de corps a pourtant fait que certains médecins se sont indignés d'une pareille épithète. Je vois à l'article Celse, de l'*Encyclopédie*, qu'il s'agissait là d'une erreur de copiste, et que le texte doit être rétabli ainsi : *C. Celsus, medacri vir ingenio!*

En somme, il résulte de ce passage que Celse avait écrit un peu sur tous les arts et tout au long sur l'art militaire, l'agriculture et la médecine. Cette dernière partie de ses œuvres est seule parvenue jusqu'à nous.

Reste à savoir s'il était soldat, laboureur ou médecin. Il ne cumulait pas : le temps des Cincinnatus était passé. Assurément il ne faisait point la guerre ; c'est une profession incompatible avec l'étendue et la variété de ses connaissances.

Mais était-il médecin? Je ne puis assez admirer les discussions oiseuses auxquelles nombre de gens se sont livrés à ce propos et ne saurais trop féliciter M. Broca d'avoir rapidement tranché la question, bien qu'à mon sens il ne l'ait pas très-nettement résolue. Il semblerait, d'après lui, qu'il y eût eu à Rome des médecins plus ou moins titrés, et de fait, on considérait jusqu'à un certain point comme tels la plupart des médecins étrangers, faisant uniquement profession de guérir, et d'autre part exploitant le public sur une vaste échelle.

Or, qu'on veuille bien le remarquer, c'est surtout de ceux-là, des médecins étrangers, que Pline parle en si mauvais termes, et nous verrons tout à l'heure qu'il est beaucoup plus véridique et plus juste qu'on ne paraît le croire. Il n'a aucune raison de dire du mal de Celse, pas plus qu'il n'en dit de Caton et de la médecine pratiquée par ses compatriotes. Du reste, M. Broca conclut également que Celse faisait de la médecine. « Ce devait être, dit-il, un de ces praticiens volontaires, bénévoles, méprisés avec raison aujourd'hui, mais qui alors pouvaient rendre de véritables services, quand ils étaient comme lui instruits et intelligents. »

Donc, Celse faisait de la médecine : seulement il n'y passait pas tout son temps, et s'il se faisait payer, ce n'était pas dans ces proportions exorbitantes reprochées aux praticiens de son temps. Il s'occupait surtout de science, d'érudition, d'arts, et cela avec une véritable supériorité. Si j'osais établir une comparaison, et toute à l'avantage de l'homme de notre siècle, je citerais M. Littré, dont la gloire éclipsera toujours, même en médecine, celle de plus d'un Thessalus (1) et d'un Musa (2) modernes et autres *cliniciens* au petit pied.

Voilà ce qu'enseigne l'appréciation raisonnée des passages de Pline et de Celse. Que dire ensuite des sottes querelles soutenues à propos de telle ou telle citation ? Exemple : Notre auteur dit quelque part, à propos d'une opération sur les paupières : « Je ne me souviens pas que personne ait jamais été guéri par cette méthode. » Là dessus, Le Clerc s'écrie : « C'est formel, Celse était médecin. » D'autres y voient la preuve qu'il ne l'était pas. Pour moi, il me semble que ledit passage ne prouve absolument rien, et l'on ne peut trop déplorer que des gens intelligents aient passé autrefois leur vie à ergoter sur des thèmes pareils. Je sais, d'ailleurs, que pour certains esprits bornés, c'est là de la bonne érudition : dix ans, vingt ans même n'y suffisent pas. Pour arriver à Charenton, c'est un bon exercice.

Il reste encore quelques petites difficultés. Ainsi, on se demande pourquoi les auteurs postérieurs à Celse, tels que Galien, Cælus, Aurelianus et autres, n'en font point mention. Mais, qu'on le remarque

(1) Médecin de Néron.

(2) Médecin d'Auguste.

un peu. Asclépiade, Themison, ont écrit de nombreux ouvrages, le premier surtout. Or, Celse n'a rien innové, et peut-être a-t-il en partie résumé les travaux de ces hommes presque contemporains, dont les œuvres ont été malheureusement perdues. On conçoit que Galien et autres n'avaient que faire de citer cette compilation. Ceci soit dit sans mauvaise intention; car je regarde une compilation bien faite, et dans laquelle un auteur intelligent sait émettre des idées générales, comme infiniment supérieure à certains mémoires dits originaux, et plus ou moins couronnés par l'Institut.

Quant à rendre compte du livre de Celse, je suivrai l'exemple de M. Broca, qui en a très-peu parlé, je n'en dirai rien du tout. C'est le résumé de la médecine à cette époque : quelques vérités au milieu d'un ramassis d'erreurs. La faute en est au temps, la science comptait à peine quatre siècles d'existence. Vient ensuite Galien, et, ainsi que nous l'avons déjà dit plusieurs fois, un intermède de quinze cents ans. La chirurgie est plus exactement décrite : par exemple, l'opération du trépan, celle de la cataracte y sont indiquées. D'ailleurs, c'est un livre aisé à se procurer, facile à lire. Broussais l'a parfaitement et complétement résumé dans une trentaine de pages. (Voy. *Examen des doctrines médicales*, t. I, p. 149.)

J'ai hâte, après avoir dit adieu à Celse, de compléter cette esquisse historique et d'arriver à Pline pour le venger. Nous allons voir que, s'il parle mal des médecins, il n'a pas tort; il dit même certaines choses qui n'ont point perdu leur actualité. N'a-t-il pas raison, par exemple, quand il s'écrie que la médecine est le seul art où l'on en croit tout d'abord quiconque se dit expert, quoique jamais l'imposture ne soit plus dangereuse (1)?

Il nous fait ensuite un rapide et singulier portrait des médecins des premiers empereurs, quelques-uns contemporains, la plupart successeurs de Celse. On y voit un certain Stertinus qui recevait par an du César Claude, cinq cent mille sesterces (105.000 fr.)! Il laissa six millions. Et le Marseillais Crinas, qui emporta de Rome assez d'argent pour faire fortifier à ses frais sa ville natale! Et Charmis, qui fit une fortune avec l'hydrothérapie! C'était devenu tellement à la mode, qu'on voyait, dit Pline, jusqu'à des vieillards mettre de l'ostentation à se geler (2).

N'avait-il pas sujet de se scandaliser? Qui le blâmerait aussi, quand il parle « de ces misérables débats au lit du malade, personne n'accédant à l'avis déjà émis, de peur de paraître subordonné à un autre; » de là cette funeste inscription sur un tombeau : « Le grand nombre de médecins m'a tué. » Ne sait-on pas qu'aujourd'hui encore, des médecins et des plus grands (dans le sens d'appelés), ne se comportent pas autrement? Il n'y a

(1) Pline, liv. XXIX, c. 8.
(2) Pline, liv. XXIX, c. 5.

que la liberté professionnelle qui, par la ruine du monopole, rappellera le corps médical à la dignité dont ses membres sont trop souvent dépourvus.

Et puis, chose honteuse à dire ! non-seulement les empereurs trouvaient des médecins, mais ceux-ci se mettaient à la hauteur de leurs divins clients. Auguste, l'assassin de Cicéron, avait Musa ; Livie, qui empoisonna son époux, avait Eudème et lui fit partager sa couche ; Messaline avait Vectius Valens ; enfin Néron eut Thessalus, qui se fit appeler le vainqueur des médecins !

Il est triste de voir les hommes qui sont les dépositaires de la science donner, dans tous les temps, le spectacle d'un abaissement d'autant plus criminel que leur position et leur savoir les rendent plus responsables devant les masses. Les Arago ont toujours été trop rares.

Tandis que les médecins de cour de la Rome impériale donnaient ces illustres exemples, la tourbe des praticiens suivait le mouvement dans la mesure de ses forces. On sait que la médecine gymnastique, les bains, les frictions avaient été mis par Asclépiade en grand honneur et non sans raison ; car les moyens hygiéniques, à mon sens, rendent de plus grands services que la plupart des remèdes qui encombrent la matière médicale.

Au moins, à l'époque dont je parle, c'était un réel progrès. On trouve, en effet, dans Pline et aussi dans Celse, un recueil au moins singulier de recettes de tout genre. Sans parler du *mithridate*. fameux antidote composé par le roi de ce nom avec toutes sortes de drogues, sans parler de la thériaque, imaginée par Andromachus, médecin de Néron, chaque formule se compose d'au moins cinq ou six substances.

Et quelles substances! La vipère, les œufs de serpent, le crapaud, l'escargot y jouent un rôle considérable. « Quant à la tête de vipère, dit Pline, son utilité n'a pas de limites. » Il parle quelque part de petits rats pilés dans du vin vieux. Lui qui reproche à certains médecins la magie et le charlatanisme, donne de très-bonne foi (est-ce une excuse?) les recettes les plus fantastiques.

Ainsi, pour le mal de tête : « Si on enferme un poulet et qu'on le laisse jeûner un jour et une nuit pendant que soi-même on garde l'abstinence, avec des plumes du cou de l'animal attachées au point douloureux, on est guéri. » Autre : « La tête d'un escargot paissant le matin, coupée avec un roseau, surtout pendant la pleine lune, se porte pour les douleurs de tête (1). » Tout cela, au moins, n'est pas dangereux... si ce n'est pour les escargots.

Quant à la gymnastique, aux bains, etc., les médecins avaient de quoi s'occuper : on donnait en effet ce titre à tous les individus attachés à ces établissements; et ils étaient nombreux. Il y avait les *Iatraliptæ*, médecins oignants, lesquels avaient sous leurs ordres les *unctores* et les *unguentarii*. Puis les *fricatores*, qui vous frictionnaient d'importance au sortir de l'eau; les *tractatores*, qui

(1) Pline, liv. XXIX, c. 36.

faisaient craquer les jointures et pratiquaient un massage, actuellement remis en honneur, et à juste titre.

Malheureusement la décadence des mœurs, entretenue par l'exemple des grands et suite inévitable de l'inégale répartition des richesses, fit bientôt des salles de bains un lieu de débauches. Les esclaves femelles remplacèrent les *baigneurs*, ce qui fait dire à Martial, comme une chose toute naturelle :

Percurrit agili corpus arte tractatrix
Manumque doctam spargit omnibus membris.
(LIB. 23, EP. 81.)

Hâtons-nous de dire que les Antonins, qui, sous le rapport des mœurs, n'ont rien à envier au chrétien Constantin, réprimèrent tous ces abus et défendirent dans les bains le mélange des deux sexes.

D'ailleurs, nous devons nous arrêter ici : nous arrivons au temps de Galien. La médecine romaine va se relever avec cet homme illustre, avec les Soranus, les Cælius Aurelianus, jusqu'au moment où l'invasion de la secte galiléenne apportant ici sa funeste influence, va livrer l'art aux bateleurs et aux thaumaturges. Voici venir les fontaines miraculeuses, les vieilles médailles et les vieux os. La danse macabre commence; le monde est idiot pour douze siècles!

XIII

ANTOINE LOUIS. — M. VERNEUIL.

XVIIIe SIÈCLE.

La science et la pratique. — M. Verneuil. — Qu'est-ce que la chirurgie ? — Saint Côme, saint Damien et Petit-Radel. — Barbiers, inciseurs et *triacleurs*. — La confrérie de Saint-Côme. — La Faculté et les barbiers. Le premier barbier du roi. — Arrêt de 1660. — La-Peyronnie fonde l'Académie de chirurgie. — Louis. — Ses travaux.—Un manuel de médecine légale en 1743. A propos de reliques. — Jean-Louis Petit. — Marc-Antoine et Antoine Petit. — Desault. — Mystères du Temple. — Desault empoisonné.— Bilan de l'ancienne Faculté de médecine; sa mort.

Le nom de M. Verneuil devait absolument figurer dans ces essais. Peu importe qu'ayant ouvert les conférences, il en forme ici la conclusion; car en somme, les principes et les idées qui m'ont guidé sont aussi les siens. Peut-être ai-je parlé d'une façon plus tranchée, plus exagérée, si l'on veut; le fonds est le même, et je renvoie le lecteur désireux du détail au N° 18 de la *Revue des cours scientifiques*, qui donne la sténographie de la leçon en question.

Je me contenterai de citer le court passage suivant, que j'envie à son auteur; il s'agit des savants et des *cliniciens* (1). « Mais quelle est donc, s'écrie M. Verneuil, l'origine de cette pratique dont on est si fier? Sont-ce les praticiens qui l'ont fondée? Nullement. Ils ont existé partout et de tout temps, et pour prendre un exemple dans notre beau pays, ils n'ont pas laissé la moindre trace de leur existence avant le XIVe siècle. Les honorables praticiens contemporains de l'homme fossile, ont-ils légué leurs noms à la postérité? Et quel profit tire le genre humain de l'expérience acquise depuis cent siècles, peut-être, par ceux qui soignent les Cafres ou les Papous? »

Comparez avec M. Parrot, qui dit : « Brûlez plutôt vos livres et allez à la clinique (2). » J'engage M. Verneuil à se défier; il avait introduit un ennemi dans la place : des axiomes comme celui-là démoliraient la science et l'érudition, si la vérité pouvait jamais succomber. Qu'on ne me parle pas de libéralisme et de respect des opinions; si je crois la mienne bonne, celle de mon adversaire est absurde, et je n'irai pas lui offrir une tribune pour la soutenir : c'est aussi ridicule que le duel. Ceux-là seulement pensent d'une façon diffé-

(1) Voyez Introduction I.
(2) Voyez IV Stoll, M. Parrot.

rente qui couvrent de l'étiquette *libéralisme* leur scepticisme et leur nullité. M. Verneuil n'est pas de ces hommes, et c'est pour cela que la jeunesse l'estime.

Cela bien établi, je l'abandonne ici, n'ayant pu d'ailleurs assister à sa leçon. Je profiterai de la place pour tracer un rapide tableau de l'histoire de la chirurgie : l'occasion ne s'en est pas encore présentée, et ce travail serait trop incomplet si l'on n'y trouvait pas quelques détails sur cette branche importante de l'art de guérir.

Déjà cependant nous avons pu, en faisant l'histoire de la médecine clinique (1), parler des praticiens des temps héroïques. D'autre part, au sujet de Gui de Chauliac, nous avons cité ses plus illustres prédécesseurs, les hommes de l'école de Salerne, ceux de Bologne, etc. (2). C'est surtout le point de vue professionnel qui va nous occuper.

Et d'abord, il y aurait lieu de se demander ce que c'est que la chirurgie, quelles sont ses limites, et de discuter sur ce thème l'espace de trois ou quatre pages. Ce sont là, je crois, de ces choses que tout le monde entend ; que si l'on veut une définition, je n'en sais pas de plus claire que celle donnée par Celse : « C'est dans le même temps, dit-il, parlant des successeurs d'Hippocrate, que la médecine fut divisée en trois parties, dont l'une guérissait par le régime, l'autre par les

(1) Voyez p. 42.
(2) Voyez p. 93.

médicaments, et la troisième par les secours de la main. Les Grecs appelèrent la première *diététique*, la deuxième *pharmaceutique*, et la troisième *chirurgique* (1). » Ce n'est pas, ajoute-t-il plus loin (liv. 7), que celle-ci n'emploie également l'opération et le régime; mais l'opération de la main est son principal objet.

De là aussi la supériorité de la chirurgie, en tant que science constituée; car on pourrait en dire ce que M. Velpeau dit des accouchements : que les bases positives sur lesquelles elle repose l'ont affranchie des systèmes hypothétiques dont l'art de guérir a été si souvent le jouet. Raison de plus d'ailleurs pour se tourner actuellement vers la médecine encore à l'état d'ébauche, afin de réagir contre les tendances des hommes qui veulent nous ramener au temps d'Hippocrate et retremper la science, comme ils disent, « aux sources vives du spiritualisme (2). » En fait de sources, je ne vois qu'un bourbier.

Passons vite sur les premiers chirurgiens, tout en rappelant à quels remarquables résultats on était déjà arrivé au temps de Celse. Transportons-nous au XIIIe siècle, à l'époque où la Faculté de médecine s'était définitivement constituée dans l'Université. Ainsi que nous l'avons vu, les médecins étaient clercs, et, à ce titre, ne pouvaient

(1) Celse, liv. I.

(2) *Du Sensualisme en médecine*, par M. Chauffard, dans le *Correspondant* (octobre 1864).

verser le sang. On sait qu'en raison de cette incompatibilité, l'Église avait imaginé de brûler les gens, ce qui conciliait tout. Prescrivaient-ils une saignée, ils la faisaient faire par un tiers : c'était d'ordinaire un barbier, déjà habitué par son état au maniement de l'instrument tranchant.

D'autre part, il y avait les *chirurgiens* proprement dits, qui ne dédaignaient pas de saigner eux-mêmes, et faisaient, en un mot, tout ce qui concerne leur état. Or, ils n'étaient point médecins. Lors de la constitution de la Faculté de médecine comme corps distinct dans l'Université, celle-ci avait refusé d'admettre dans son sein les chirurgiens (1270) (1). Ils formaient une corporation, une confrérie sous le patronage de saint Côme et saint Damien.

Ayant eu la curiosité de prendre quelques renseignements au sujet de ces deux illustres patrons, j'ai su que c'étaient deux habitans de Cilicie, qui jouissent d'une égale réputation dans l'Église grecque et latine, dont ils sont, paraît-il, la gloire.

Ils faisaient leur petit métier avec le plus grand désintéressement, prodiguant leurs soins aux malades, à condition toutefois qu'ils se fissent chrétiens. Ils périrent sous Dioclétien. « Leurs pieux restes, dit Petit-Radel, à qui j'emprunte ces dé-détails, furent utiles à ceux qui, dans la ferveur

(1) Voyez p. 55.

d'une foi sincère, visitèrent depuis leurs tombeaux. » On ne se douterait pas que c'est un homme de l'art qui répète ces inepties. Le même Petit-Radel est l'auteur d'une diatribe contre les médecins athées.

Tout cela se lie très-bien : c'est un cercle de sottises dans lequel on peut tourner longtemps.

Quant à l'époque à laquelle remonte cette fameuse confrérie de Saint-Côme, elle est assez difficile à préciser. M. Malgaigne a parfaitement démontré, à mon sens, qu'elle s'était forgée après coup des titres d'ancienneté ou de noblesse, c'est tout un. Prétendant dater de Louis IX et de son fameux chirurgien Jean Pitard, elle a contre elle une ordonnance parfaitement précise et authentique.

C'est la première pièce historique relative à l'exercice de la chirurgie. Elle émane d'un certain Boileau, prévôt de Paris, qui, vers 1254, choisit six des meilleurs et des plus loyaux chirurgiens pour admettre les autres à la pratique (1).

Quesnay cite cette ordonnance pour en contester l'authenticité, « et cela, dit Malgaigne, sans aucune preuve à l'appui de son opinion. »

Cela n'empêche que les barbiers, *inciseurs* et *triacleurs*, continuaient l'exercice de leur profession, et non-seulement la saignée, mais la taille, l'opération de la hernie, celle de la cataracte, étaient de leur ressort, ou du moins ils ne se faisaient pas faute de les pratiquer.

(1) Quesnay, *Hist. de la Chirurgie en France*, p. 43.

Aussi les chirurgiens, qui se sentaient dépassés, intriguèrent; ils finirent par obtenir de Philippe le Bel, la confirmation de ce qu'ils appelaient leur privilége, dans une ordonnance ainsi conçue :

« L'an 1301, le lundi après la mi aoust, semous tous les barbiers qui s'entremectent de cyrurgie dont les noms sont ci-dessous escripts, et leur fust deffendu sous peine de corps et d'avoir, de ne pratiquer l'art de cyrurgie devant qu'ils soient examinés des mestres de cet art (1). »

L'ordonnance ajoute que, dans un cas pressant, lorsqu'un barbier aura pansé un blessé, il doit le faire savoir de suite au prévôt de Paris ou à son lieutenant. Je m'étonne, en vérité, de voir M. Maurice Raynaud prendre parti pour cette confrérie de Saint-Côme, que M. Malgaigne a si justement ridiculisée, et qui ne produisit aucun homme remarquable. Il est aisé de dire qu'elle admettait rapidement les barbiers distingués dans leur art, comme Ambroise Paré; mais, en définitive, ce n'est pas à leur école qu'il s'était formé.

Et puis, sait-on bien en quoi consistaient ces fameuses corporations qui font, et si mal à propos, tant de bruit dans l'histoire? En 1355, la confrérie de Saint-Côme se composait de *neuf* chirurgiens! Quant aux barbiers praticiens, il y en avait quarante. D'ailleurs, ni école, ni professeurs, pas plus pour les uns que pour les autres. Seulement, les chirurgiens se passaient la fantaisie de

(1) Quesnay, *loc. cit.*

faire subir des examens, et les grades qu'ils se délivraient ainsi n'étaient reconnus ni par l'Université ni par la Faculté.

C'est ainsi qu'ils s'octroyaient, dans la confrérie, le titre de licenciés; puis, au bout de deux ans, le licencié passait *maître*, ce qui lui donnait le droit de juridiction sur tout autre chirurgien de grade inférieur. Si l'on en croit Quesnay, la confrérie se parait même du titre de Faculté, au moins à aussi juste titre, dit-il, que la congrégation des médecins.

Mais celle-ci, jalouse de voir les chirurgiens échapper à sa suprématie, et ne pouvant mettre la main dessus, leur suscita des rivaux sérieux dans les barbiers. On vit alors ce phénomène étrange d'une compagnie entichée de ses priviléges et de sa supériorité magistrale, favorisant les progrès et les études de malheureux manœuvres, chez lesquels la bonne volonté ne suppléait pas au manque d'instruction. Bien plus, lorsque dans la suite les barbiers firent mine de déserter la Faculté, celle-ci ne craignit pas de chercher à leur opposer, en les protégeant, les compagnons étuvistes (ou baigneurs); si les pédicures eussent été inventés, nul doute qu'ils n'aient été appelés à un brillant avenir.

Une pareille conduite aurait lieu d'étonner si la ridicule vanité, doublée d'impuissance de l'ancienne Faculté, n'expliquait ces basses jalousies.

Enfin, en 1577, les barbiers se déclarèrent définitivement enfants et disciples de la Faculté.

Comme écoliers de ce corps, ils reconnurent les docteurs pour leurs supérieurs; ceux-ci s'engagèrent à leur enseigner la chirurgie, l'anatomie, et à présider les examens devant élever les aspirants à la maîtrise.

Ce qu'on peut dire à l'honneur des barbiers, c'est qu'ils ne tardèrent pas à surpasser leurs maîtres; et pour ne citer qu'un nom, Ambroise Paré sortit de leurs rangs. Aussi n'eurent-ils bientôt plus d'autre souci que celui de recouvrer leur indépendance. En 1629, ils obtinrent le droit de voir présider leur réception par le premier barbier du roi. On a beaucoup parlé de l'influence de ce personnage sur ses augustes clients, et l'on a donné diverses raisons (1); je n'en connais pas de sérieuses, si ce n'est que le menton est bien près du cou!

Enfin, la force des choses et les circonstances amenèrent les barbiers et les chirurgiens à s'unir. « Par un acte authentique, dit Quesnay, aussi entiché de saint Côme que la Faculté l'était de saint Luc, les deux corps furent associés : les chirurgiens se chargèrent de la honte des barbiers, et les barbiers entrèrent dans les droits et privilèges des chirurgiens. De deux corps si opposés il ne s'en forma qu'un. (2) »

Ceci se passait en 1655. Mais la Faculté, aussi

(1) Voyez M. Raynaud, *les Médecins au temps de Molière*, p. 301.

(2) Quesnay, *loc. cit.*, 3e partie.

trahie par ses anciens protégés, trouva dans cette union l'occasion d'une éclatante revanche. Après avoir prôné les barbiers, elle fit sentir avec le même aplomb l'inconvenance qu'il y aurait à leur laisser porter la robe et le bonnet, comme les chirurgiens de Saint-Côme; puis, faisant d'une pierre deux coups, elle demanda qu'il fût interdit à ces derniers de professer et de conférer des grades.

Le Parlement, juge de la question, la trancha au profit des médecins : les amis de l'autorité et de la routine, les Riolan et les Gui-Patin l'emportèrent : la chirurgie fut réduite à l'état de simple corporation. Bientôt les anciennes divisions des barbiers et des chirurgiens reparurent par la force des choses, lorsque enfin, au commencement du XVIIIe siècle, tout changea par la fondation d'une Académie célèbre. Il n'en est pas moins vrai, comme le dit très-bien M. Maurice Raynaud, que la Faculté avait, par de vaines et ridicules disputes, retardé d'un siècle le progrès de la chirurgie. Je ne comprends pas, après cela, comment le même auteur ose plaider les circonstances atténuantes.

Cette illustre Société, qui d'ailleurs a bien mérité de la science, et par conséquent de l'humanité, c'est l'Académie de chirurgie. Le mot *académie* rappelle toujours à l'esprit, au moins dans notre pays, quelque chose d'officiel. Cependant, celle-ci le fut aussi peu que possible, en ce sens qu'elle fit naître et produisit elle-même les travaux les plus remarquables pour l'époque.

Voyons d'abord comment elle fut instituée : Un certain Chirac, homme peu remarquable d'ailleurs, mais médecin du Régent, avait conçu le projet de fonder une académie composée de médecins pris dans la Faculté ou en dehors d'elle, mais faisant corps à part, chargée de travaux particuliers; en un mot, quelque chose d'analogue à l'Académie de médecine actuelle. La mort du Régent mit fin à ce projet; car les plus hautes protections étaient nécessaires contre l'opposition de la Faculté ainsi menacée dans son monopole.

Un homme recueillit l'idée, seulement au profit du corps de la chirurgie dont il était membre. C'est un de ces philanthropes dont le XVIIIe siècle s'honore, et, dans une pléiade si nombreuse, il n'est pas le dernier. François de la Peyronie, né à Montpellier en 1678, devenu en 1717, par suite de sa renommée et la protection de Mareschal, premier chirurgien du roi, obtint, en 1731, l'autorisation de fonder l'Académie de chirurgie : « Institution qui devait avoir pour objet de contribuer aux progrès de l'art et de recueillir les observations ou les découvertes importantes dont il pouvait être l'objet dans toutes les parties du royaume et dans tous les pays étrangers. »

La Peyronie fit une partie des frais d'installation. De plus, on sait que, possesseur d'une immense fortune, il en destina la plus grande partie au collége des chirurgiens de Paris, à celui de Montpellier, à la fondation de deux cours publics d'accouchements, etc. « Qu'il serait à désirer.

s'écrie à ce propos son panégyriste, que les gens illustres dans tous les genres imitassent un si bel exemple ! »

Il eut au moins en mourant la satisfaction de voir fonctionner, déjà au grand profit de tous, la société scientifique à laquelle il avait consacré tous ses soins. On comprend que nous n'ayions pas la prétention de résumer ici tous les travaux de l'Académie de chirurgie ; nous citerons seulement quelques-uns des noms les plus illustres.

Nous devons tout d'abord dire un mot de l'homme dont le nom sert de prétexte à cet article. Antoine Louis était né à Metz, le 13 février 1723. D'abord médecin militaire, il vint à Paris, où il se fit recevoir, au concours, chirurgien gagnant maîtrise à la Salpêtrière. Nommé ensuite professeur au collége des chirurgiens, puis substitut au chirurgien en chef de la Charité, il fut bientôt éloigné de cet hôpital par les tracasseries de tout genre qu'on lui fit subir. En 1764, il succéda à Morand dans la place de secrétaire perpétuel de l'Académie de chirurgie, au service de laquelle il mit toute son intelligence et son ardeur pour le travail.

« Homme intègre, dit M. Verneuil, sans autre ambition que celle de la gloire, esprit critique très-distingué, sans peur et sans reproche, d'une fermeté indomptable, il devint un peu chagrin sur ses vieux jours, un peu âpre, un peu vaniteux, mais resta juste et véridique. Anatomiste, physiologiste, suffisamment praticien, ayant exercé à l'armée, en ville, dans les hôpitaux civils, possédant une érudition vaste et de bon aloi, il fut, de plus, écrivain élégant, sobre, correct, sachant habiller avec art la vérité trop nue, mais sans dissimuler ses formes. Il a perfectionné la médecine opératoire, créé pour ainsi dire la chirurgie légale et fait de l'érudition une méthode nouvelle concourant au progrès sur la même ligne que l'observation et l'expérimentation. »

Tout en applaudissant des deux mains à cette esquisse tracée de main de maître, je fais mes réserves sur le dernier membre de phrase, qui donne, selon moi, à l'érudition une importance un peu exagérée. Quant aux travaux de Louis, je ne puis que rappeler ici les plus connus : tel est son *Mémoire sur les tumeurs salivaires*, dans lequel il entrevit le premier la véritable nature de la *grenouillette*, qui, selon lui, est une dilatation d'un des conduits excréteurs de la bouche. Cette opinion, niée il y a quelques années, a été depuis remise en honneur et reconnue pour vraie, au moins dans un grand nombre de cas. Il jeta les premières bases de l'histoire des *fongus de la dure-mère*, affection non encore éclaircie, et dont les faits restaient épars et comme inconnus dans la science. Il est aussi l'auteur de plusieurs mémoires sur les hernies et de divers rapports de chirurgie légale ; il fit subir à cette dernière un remaniement complet.

Et l'on peut dire que le besoin s'en faisait grandement sentir. J'ai en ce moment sous les yeux un petit Manuel sur *l'Art de faire les rapports en chirurgie*, par *Devaux*, 1743. C'est un petit livre surprenant ; on y voit discutée la question de l'opportunité du *congrès* dans les demandes en nullité de mariage. On y trouve des arrêts comme celui-ci : « Sentence définitive pour cause d'impuissance par frigidité. Tout bien considéré, le saint nom de Dieu invoqué, pris conseil de Me V. P., prêtre, docteur en théologie, etc.... le mariage est cassé, le mari condamné à rester garçon, et à payer une aumône de vingt livres pour la chapelle Saint-Nicolas (1). » L'arrêt est de 1690 ; mais enfin il est cité comme modèle et exemple.

On y voit aussi quelles singulières fonctions remplissaient parfois les hommes de l'art. Si jamais il prenait fantaisie à quelque professeur moderne de donner pour sujet de rapport médico-légal un certificat sur la vérification des reliques, voici un modèle que je livre au public pour sa plus grande édification et instruction :

« Nous, etc., certifions avoir été mandés dans l'église du monastère de Notre-Dame de la Victoire des Dames chanoinesses de l'ordre de St-Augustin de Picpus lès Paris, par Mgr l'illustrissime et révérendissime évêque de Vence, pour reconnaître et vérifier les reliques qui se trouvent enfermées dans une petite caisse de bois couverte de papier marbré, sous les noms de sainte Illuminate, de sainte Constance et de sainte Félicissime : les-

(1) *L'Art de faire les rapports en chirurgie*, par Devaux, 1743, p. 469.

quelles nous ayant été présentées par mondit seigneur, nous avons reconnu qu'il y avait une partie de l'os occipital de sainte Illuminate, la partie supérieure de l'huméros de sainte Constance, et la partie supérieure du fémur de sainte Félicissime (1). » Cela est signé par un docteur régent, ancien doyen de la Faculté.

Il y a dans le même livre un chapitre tout entier consacré aux signes de la manie démoniaque. L'auteur commence par déclarer que s'il est mauvais de voir des diables partout, cependant il ne faut pas non plus nier leur influence : l'autorité de l'Écriture, la créance de l'Église, et (singulier argument) les peines établies par les lois civiles et canoniques contre les possédés et les sorciers, sont, selon lui, des raisons suffisantes pour croire aux maléfices. Suivent les signes *diagnostiques* de la possession démoniaque. Il y en a trois : le premier, c'est que le médecin le plus habile est souvent embarrassé; le second, c'est l'apparition subite des symptômes les plus graves, sans signes précurseurs; le troisième se tire des accidents extraordinaires observés; ainsi : « Les démoniaques font des prédictions étonnantes, parlent des langues qu'ils n'ont point apprises, vomissent des anguilles, des balles de plomb, des poils, des animaux vivants, des insectes venimeux, etc., toutes choses qui ne peuvent être produites dans le corps humain, selon l'ordre naturel. »

(1) Devaux, *loc. cit.*, p. 494.

Le livre en question était classique en 1743, de plus, annoté, revu et corrigé par Morand. Heureusement que l'Académie de chirurgie n'en a pas approuvé beaucoup de semblables, et j'aime mieux voir là l'impulsion de la Faculté de médecine : ce bouquin devait être tout à fait dans ses idées. Ne parlons pas des temps, d'indulgence, d'excuse, etc. Je le répète, nous sommes en 1743. Voltaire avait quarante-sept ans !

Un membre de l'Académie de chirurgie, qui ne peut être passé sous silence, c'est l'illustre Jean-Louis Petit. On se perd généralement dans tous ces Petit, qui marquent plus ou moins leur trace au sein de la chirurgie du XVIIIe siècle. Il y en a trois principaux : d'abord celui que nous venons de nommer, puis Antoine Petit, né à Orléans, en 1718, et qui n'a rien laissé de bien remarquable. Un des premiers, il a insisté sur l'accord à établir entre la médecine et la chirurgie, si ridiculement divisée en deux corps distincts Enfin, nous avons Marc-Antoine Petit, né à Lyon en 1766. Homme tout à fait sentimental, auteur d'un ouvrage intitulé : *la Médecine du cœur*, il était de ceux qui croient pouvoir transporter l'imagination dans le domaine de la science, et remplacer le savoir par le style, ou du moins ce qu'on appelle le style. Le professeur Requin appartenait à cette classe d'hommes, et il eut une grande réputation d'écrivain, parce qu'il avait, je crois, professé la rhétorique. Je pense, quant à moi, que le style ne consiste pas dans l'arrangement des belles périodes : en science, la forme n'est rien sans le fonds. Requin n'était qu'un rhéteur et un fantaisiste, et son style est ridicule à force d'être boursouflé. Marc-Antoine Petit est un des modèles du genre. Pour tout dire, il est l'auteur de ce fameux poëme qui porte pour titre : *Onan ou le Tombeau du Mont-Cindre.*

Tout autre fut J. Le Petit, le plus fameux des chirurgiens du même nom. Il était né à Paris en 1674. Élève de Littre, il montra bientôt les dispositions les plus heureuses qui, jointes à un travail assidu, le conduisirent rapidement aux titres et à la gloire scientifique. Il fit partie de l'Académie de chirurgie dès l'époque de sa fondation : le 1er volume des mémoires de cette Société, renferme, entre autres, un travail de lui sur les tumeurs formées par la vésicule biliaire. Il est surtout connu par son *Traité des maladies des os* ; enfin ses articles sur les anévrysmes, sur la fistule lacrymale sont des titres solides à la réputation que la postérité lui a conservée. N'oublions pas de mentionner le tourniquet qui porte son nom.

On comprend d'ailleurs que nous n'ayons pas l'intention de rapporter ici les travaux de ces divers auteurs : citons seulement les noms de Quesnay, économiste distingué en même temps que chirurgien habile; de Hévin, de Sue, de Puzos, de Peyrilhe, Chopart, etc. Levret a été étudié à part. (Voy. p. 123.)

Un homme, cependant, que sa célébrité méritée nous force à signaler ici, c'est Desault. Né en 1744, dans un village de Franche-Comté, il fut un de ces travailleurs ardents qui, par leur seule persévérance, leur soif de la science, savent se frayer un chemin à la gloire en dehors de la voie facile et honteuse de l'intrigue.

Étant venu à Paris, il y commença des cours particuliers bientôt suivis par un auditoire des plus nombreux. Il n'avait guère que vingt-quatre ans, n'était pas encore membre du Collége des chirurgiens : aussi, en vertu du généreux esprit de corps que tant d'hommes admirent, son enseignement fut suspendu.

Heureusement que dans les réunions animées des idées les plus réactionnaires il se trouve parfois des hommes qui font exception. La Martinière et Louis défendirent le jeune chirurgien, qui put reprendre ses cours. On connaît ses travaux sur les maladies des os, sur les fractures principalement ; du reste, c'est surtout par son enseignement qu'il se popularisa. Tour à tour chirurgien de la Charité, professeur, il acquit rapidement une réputation non moins grande que méritée.

La Révolution le trouva chirurgien de l'Hôtel-Dieu. Il eut à subir quelques tracasseries, et en 1793, passa trois jours en prison. Il partagea ce sort avec plusieurs autres savants, et ce fut bien fait, car la plupart de ces hommes eurent le tort, en cette occurrence, de ne pas savoir prendre un parti : comme si le titre de savant pouvait jamais dispenser des devoirs du citoyen, qui doivent passer avant tout. Et loin qu'il faille invoquer l'indulgence, c'est au nom d'une juste sévérité qu'on a puni certains hommes dont le savoir excluait l'admission de circonstances atténuantes.

Il mourut le 29 mai 1795, presque subitement, dans l'espace de vingt-quatre heures. Ici commence une étrange histoire qui me paraît avoir été complètement élucidée par M. Louis Blanc dans son *Histoire de la Révolution*. J'engage le lecteur curieux à s'y reporter (1). Voici le fait en deux mots : Le 17 floréal an IV (6 mai 1795), Desault fut commis pour donner ses soins au jeune Capet, dit le dauphin ou Louis XVII, détenu au Temple. Desault trouva un enfant *muet, rachitique, qu'il ne reconnut pas pour être le dauphin*, qu'il avait vu quelquefois avant l'arrestation de la famille royale (2). Le 10 prairial (30 mai), Desault fut saisi d'une fièvre qui débuta par un délire violent : le lendemain il était mort.

Naturellement, comme toujours, on accusa le parti républicain. Un mot seulement : qui pouvait avoir intérêt à ce que cette substitution d'enfant restât ignorée, à ce que l'enfant mort fût bien considéré comme le véritable dauphin, ou mieux, à ce que ce dernier ne fût pas retrouvé ultérieurement ?

« Le comte de Provence, dit M. Louis Blanc, appelé à ceindre la couronne, faute d'héritier di-

(1) *Histoire de la Révolution française*, t. VII, 323.

(2) Louis Blanc, *loc. cit.*, p. 353. (Déclaration de la nièce de Desault.)

rect, joignait à une astuce profonde le plus violent désir de régner; et après la restauration qui mit sur le trône Louis XVIII, le fait de Louis XVII retrouvé, reconnu aurait tout remis en question et créé des embarras incalculables. »

Ajoutons que le cœur de l'enfant, dérobé à l'autopsie par le docteur Pelletan et offert à la famille royale, fut refusé sous un prétexte quelconque : enfin, la duchesse d'Angoulême s'opposa, plus tard, à ce qu'on recherchât les restes du mort.

Laissons cette fange et jetons un regard en arrière. Au milieu de l'éclat considérable que jette au XVIIIe siècle la chirurgie française, que devient la médecine? Cela est triste à dire. Mais depuis sa fondation jusqu'à sa ruine, dans l'espace de cinq à six siècles, la Faculté n'a pas produit un homme! Je dis pas un; car tandis que l'Allemagne a Paracelse, Hoffman; la Hollande Van Helmont, Sylvius, Boërhaave ; l'Angleterre Harvey, Willis, la France a Gui Patin!

Mais comme tant de scories impures, la Faculté disparaît dans la fournaise révolutionnaire, et déjà se dressent victorieuses, rayonnant de l'éclat de la science et respirant l'amour de l'humanité, les statues impérissables de Cabanis et de Broussais : la gloire de la médecine française commence.

FIN

TABLE DES MATIÈRES

WURTZIUS. — M. Trélat.

STOLL. — M. Parrot.

RIOLAN. — M. Le Fort.

LEVRET. — M. Tarnier.

HARVEY. — M. Béclard.

LA SORCELLERIE. — M. Axenfeld.

CELSE. — M. Broca.

ANTOINE LOUIS. — M. Verneuil.

Paris. — Typ. PILLET fils aîné, 5, rue des Grands-Augustins.

PARIS. — IMPRIMERIE DE PILLET FILS AINÉ
Rue des Grands-Augustins, 5.

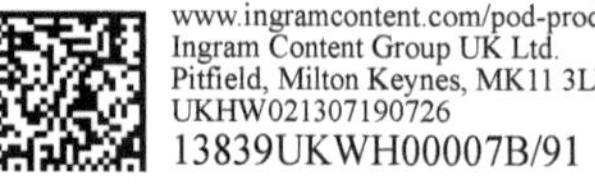
www.ingramcontent.com/pod-product-compliance
Ingram Content Group UK Ltd.
Pitfield, Milton Keynes, MK11 3LW, UK
UKHW021307190726
13839UKWH00007B/91